Acerca de NCCN Guidelines for Patients®

NCCN National Comprehensive Cancer Network®

AF880965

¿Sabía que los principales centros oncológicos de los Estados Unidos colaboran para mejorar la atención oncológica? Esta alianza de los principales centros oncológicos se denomina National Comprehensive Cancer Network® (NCCN®).

La atención oncológica está en cambio constante. NCCN elabora recomendaciones para la atención oncológica basadas en pruebas que utilizan los profesionales de atención médica de todo el mundo. Estas recomendaciones que se actualizan con frecuencia se denominan NCCN Clinical Practice Guidelines in Oncology (NCCN Guidelines®). NCCN Guidelines for Patients explican de manera sencilla estas recomendaciones de los expertos para las personas con cáncer y sus cuidadores.

Esta NCCN Guidelines for Patients se basa en NCCN Clinical Practice Guidelines in Oncology (NCCN Guidelines®) para linfomas cutáneos primarios, Versión 3.2024, 22 de agosto de 2024.

Ver NCCN Guidelines for Patients gratis en internet
NCCN.org/patientguidelines

Buscar un centro oncológico de NCCN cerca de usted
NCCN.org/cancercenters

Comuníquese con nosotros

Quiénes nos apoyan

NCCN Guidelines for Patients cuenta con el apoyo financiero de NCCN Foundation®

NCCN adapta, actualiza y aloja de forma independiente la guía de NCCN Guidelines for Patients. Nuestras empresas colaboradoras no participan en la elaboración de esta NCCN Guidelines for Patients y no se responsabilizan del contenido ni las recomendaciones que se incluyen en la presente guía.

Para hacer una donación u obtener más información, visite la página web o envíe un correo electrónico.

NCCNFoundation.org/donate

PatientGuidelines@NCCN.org

Contenido

NCCN Foundation tiene como objetivo apoyar a los millones de pacientes y familias afectados por un diagnóstico de cáncer mediante la financiación y distribución de NCCN Guidelines for Patients. NCCN Foundation también se compromete a avanzar en los tratamientos contra el cáncer subsidiando a los médicos prometedores del país en el centro de innovación en cuanto a investigación del cáncer. Para obtener más detalles y acceder a la biblioteca completa de recursos para pacientes y cuidadores, visite NCCN.org/patients.

National Comprehensive Cancer Network (NCCN) y NCCN Foundation
3025 Chemical Road, Suite 100, Plymouth Meeting, PA 19462, EE. UU.

1

Nociones básicas sobre LCCT

El linfoma cutáneo de células T (LCCT) se desarrolla cuando los linfocitos de células T crecen de forma anormal en la piel. Un linfocito es un tipo de glóbulo blanco que ayuda a combatir y prevenir las infecciones. El LCCT puede crecer en otras áreas del cuerpo, como la sangre y los ganglios linfáticos. El LCCT no es cáncer de piel.

Sistema linfático

El linfoma es el tipo más común de cáncer de la sangre. Afecta el sistema linfático. El sistema linfático es una parte importante del sistema inmunitario del cuerpo. Es una red de tejidos y órganos que combaten los gérmenes y que incluye la médula ósea, el bazo, el timo, los ganglios linfáticos y los vasos linfáticos.

Los vasos linfáticos son una red de tubos delgados que transportan líquido linfático (linfa) y glóbulos blancos a todos los tejidos del cuerpo. La linfa proporciona agua y alimento a las células. Los glóbulos blancos, como los linfocitos, ayudan a combatir infecciones y enfermedades.

Sistema linfático

El sistema linfático es parte del sistema inmunitario. Incluye la médula ósea, el bazo, el timo, los ganglios linfáticos y los vasos linfáticos.

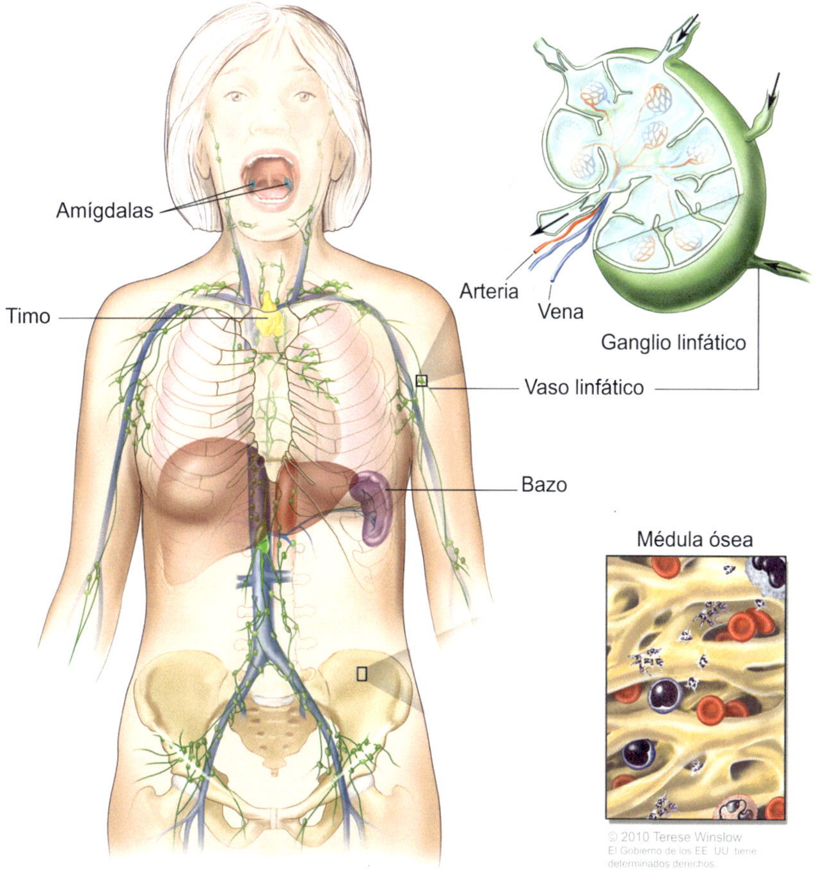

A medida que la linfa viaja por todo el cuerpo, pasa a través de cientos de pequeñas estructuras en forma de frijol llamadas ganglios linfáticos. Los ganglios linfáticos generan células inmunitarias que ayudan al cuerpo a combatir las infecciones. También filtran el líquido linfático y eliminan materiales extraños como bacterias y células cancerosas.

Linfocitos

El linfoma no hodgkiniano (LNH) es un cáncer de los linfocitos. Un linfocito es un tipo de glóbulo blanco que ayuda a combatir y prevenir las infecciones. Los linfocitos se encuentran tanto en la sangre como en el tejido linfático y en todos los órganos del cuerpo. El tejido linfático incluye vasos y ganglios linfáticos. Los linfocitos normalmente se multiplican como respuesta a una infección o inflamación. Cuando se multiplican por sí solos sin una regulación adecuada, pueden convertirse en un linfoma.

Hay 3 tipos principales de linfocitos:

- Los **linfocitos B** que producen anticuerpos. Un anticuerpo es una proteína que combate las infecciones.
- Los **linfocitos T o células T** ayudan a destruir las células tumorales y a controlar las respuestas inmunitarias.
- Los **linfocitos citolíticos naturales (NK)** tienen gránulos (pequeñas partículas) con enzimas que pueden eliminar las células tumorales o infectadas con un virus.

Célula T

Los linfocitos T o células T combaten directamente a los invasores extraños y producen citocinas que ayudan a activar otras partes del sistema inmunitario. Las células T destruyen las células del cuerpo que fueran invadidas por virus o que se transformaron en cancerosas. Las personas tienen células T normales en todo el cuerpo, incluso en la piel.

Linfocitos

Un linfocito es un tipo de glóbulo blanco. En un linfoma cutáneo primario, los linfocitos anormales causan lesiones cutáneas.

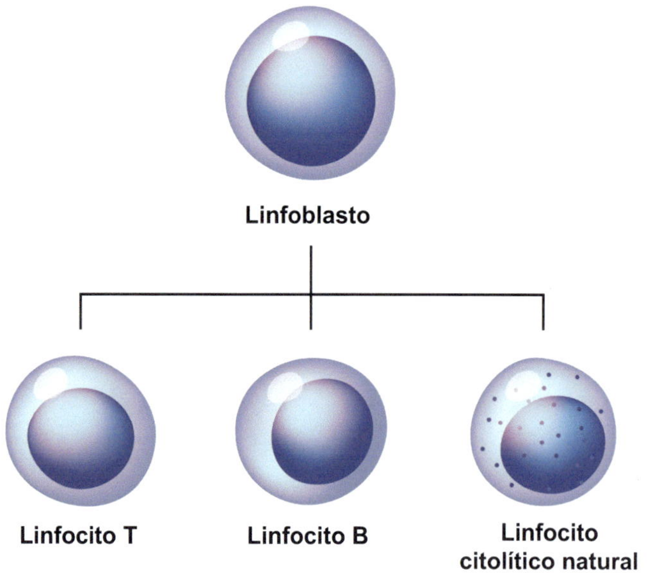

Linfoma cutáneo primario

El linfoma cutáneo primario (LCP) o linfoma de la piel es un grupo poco frecuente de linfoma no hodgkiniano (LNH).

El LCP no es un tipo de cáncer de piel. El cáncer de piel se desarrolla a partir de las células de la piel. El LCP se desarrolla a partir de linfocitos B o T anormales.

Existen 2 tipos de LCP:

- Linfoma cutáneo de células T (LCCT)
- Linfoma cutáneo de células B (LCCB)

En este libro se describirán las alternativas de tratamiento para los LCCT. Puede encontrar más información sobre el LCCT en NCCN.org/patientguidelines y en la aplicación NCCN Patient Guides for Cancer.

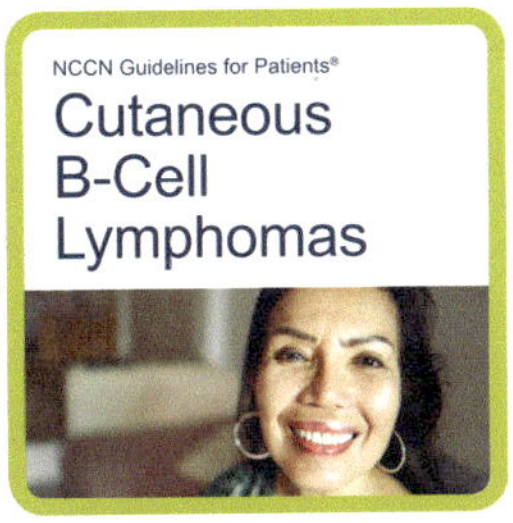

Linfoma cutáneo de células T

El linfoma cutáneo de células T (LCCT) se desarrolla cuando las células T anormales crecen en la piel. Estas células anormales también pueden crecer en la sangre, los ganglios linfáticos u otras áreas del cuerpo, así como en la piel. Aunque la piel está afectada, las células de la piel en sí mismas no son cancerosas.

En la piel, el LCCT puede causar enrojecimiento similar a una erupción, manchas ásperas ligeramente elevadas o escamosas, placas (lesiones elevadas y planas) y, en ocasiones, tumores en la piel. Las lesiones pueden causar picazón. Pueden tener una tonalidad rojiza, morada o amarronada, y pueden ser de color más claro u oscuro que la piel circundante. También pueden presentarse como más de un tipo de lesión y en diferentes partes de la piel (por lo general, en áreas no expuestas al sol). Algunos linfomas cutáneos se manifiestan como una erupción roja en algunas o gran parte del cuerpo (lo que se conoce como eritrodermia). La mayoría de los LCCT son de crecimiento lento (inactivos) y no ponen en peligro la vida. Sin embargo, en un número reducido de personas, el LCCT puede progresar hasta afectar los ganglios linfáticos, la sangre y, con poca frecuencia, los órganos internos.

El LCCT es tratable, pero generalmente no se puede curar. La mayoría de las personas con LCCT pueden vivir mucho tiempo y de manera saludable si reciben atención y control continuos.

Entre los tipos se incluyen:

- Micosis fungoide (MF) y síndrome de Sézary (SS) (o simplemente conocido como MF/SS).
- Trastornos linfoproliferativos cutáneos primarios de células T CD30+ (PCTLD).

Micosis fungoide

La micosis fungoide (MF) es la forma más común de LCCT. Comienza en la piel, pero en estadios avanzados, la MF puede extenderse a los ganglios linfáticos, la sangre u otros órganos como el bazo, el hígado o los pulmones. La MF suele tener un crecimiento lento (inactivo) y se manifiesta como manchas, placas y tumores. Es posible que haya una combinación de manchas, placas y tumores con llagas abiertas (ulceración). Los síntomas incluyen erupciones y picazón en la piel.

Hay distintos tipos de MF.

- La **micosis fungoide foliculotrópica (MFF)** afecta los folículos pilosos. Las lesiones se encuentran en la zona de la cabeza, las cejas o el cuello y, a menudo, con pápulas y placas foliculares. La pérdida de cabello es común en los sitios afectados.
- La **reticulosis pagetoide (PR) o enfermedad de Woringer-Kolopp** se caracteriza principalmente por una placa única, persistente y escamosa, que comúnmente afecta las extremidades.
- La **piel laxa granulomatosa (GSS)** es un tipo poco común de LCCT en el que se encuentran pliegues cutáneos colgantes y voluminosos en la axila o la ingle.

Síndrome de Sézary

El síndrome de Sézary (SS) es un tipo poco común de LCCT estrechamente relacionado con la MF pero con características únicas. El SS suele causar enrojecimiento de la piel (eritema) en la mayor parte del cuerpo, llamado eritrodermia. En el SS, se detectan células T anormales (llamadas células de Sézary) en la piel y en la sangre, y pueden causar inflamación y agrandamiento de los ganglios linfáticos (linfadenopatía). Una característica de las células de Sézary es su núcleo de forma anormal, descrito como cerebriforme. En la piel, el SS y la MF pueden tener un aspecto similar. Para distinguirlos, se realiza un análisis de sangre. Las personas con SS tienen células de Sézary en la sangre.

Micosis fungoide

Ejemplo de las lesiones cutáneas de la micosis fungoide.

Crédito: CDC/ Richard S. Hibbits. https://phil.cdc.gov/Details.aspx?pid=15467

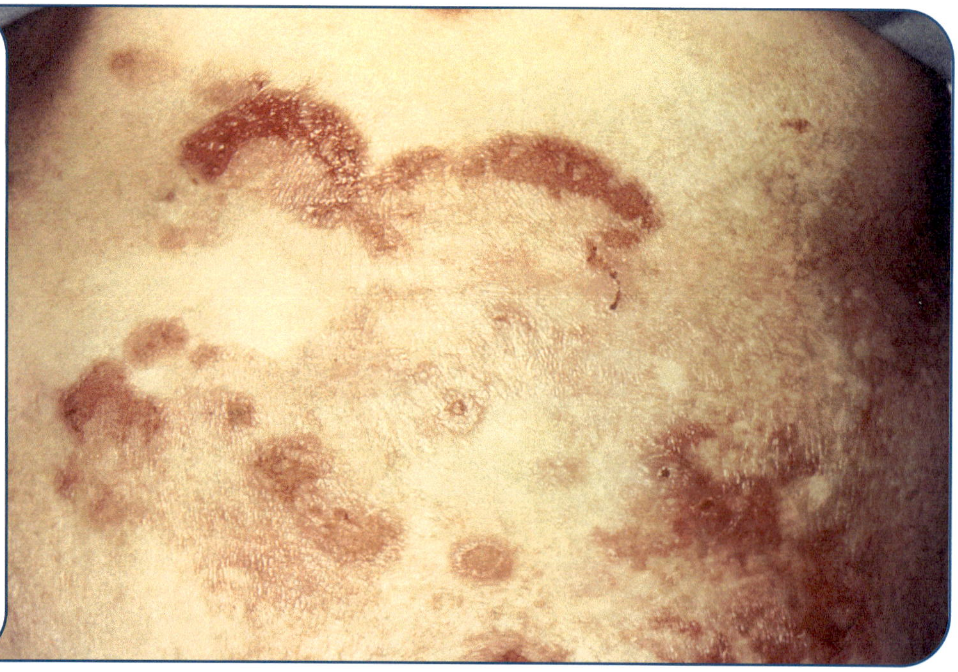

PCTLD CD30+

Los trastornos linfoproliferativos cutáneos primarios de células T CD30+ (PCTLD) son un grupo de enfermedades que incluyen papulosis linfomatoide (PL), linfoma anaplásico de células grandes (LACG) cutáneo y casos límite con características superpuestas. En PCTLD, las células T o los linfocitos T son CD30 positivos (CD30+) crecen y causan lesiones o nódulos cutáneos. Por lo general, en el PCTLD, más del setenta y cinco por ciento (75 %) de las células T son CD30+. Esto significa que al menos 3 de cada 4 células T tienen en su superficie una proteína llamada CD30 (CD30+).

¡Nos interesan sus comentarios!

Nuestro objetivo es brindar información útil y fácil de entender sobre el cáncer.

Realice nuestra encuesta para decirnos qué hicimos bien y qué podríamos mejorar.

NCCN.org/patients/feedback

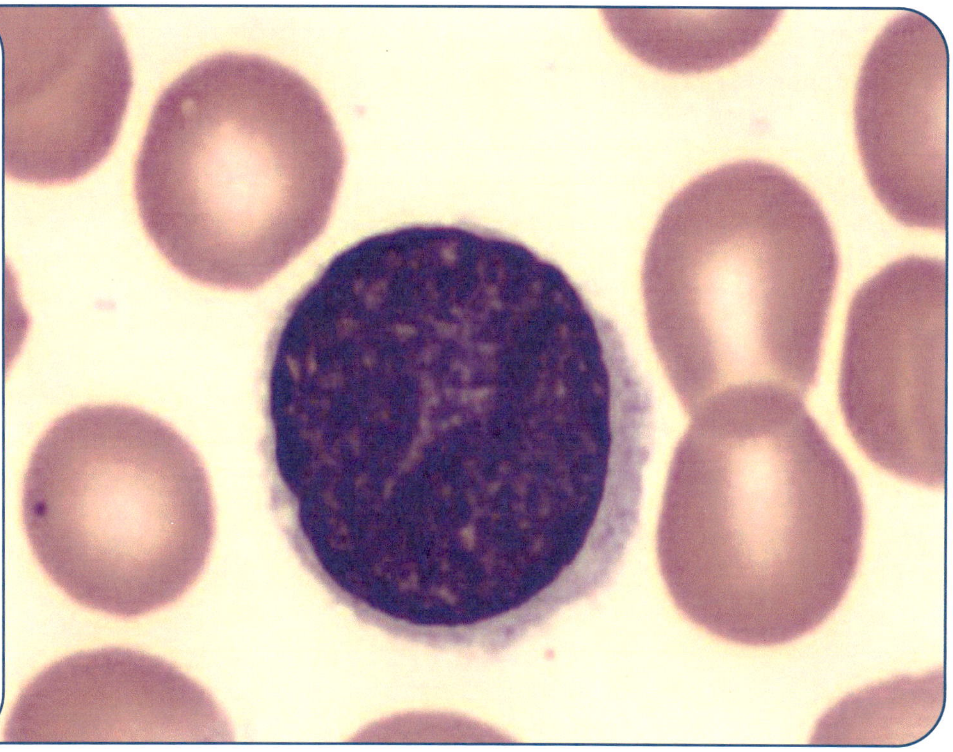

Síndrome de Sézary

Una característica de las células de Sézary es su núcleo de forma anormal, descrito como cerebriforme.

Crédito: https://commons.wikimedia.org/wiki/File:Hem1SezaryCell.jpg

Puntos clave

- El linfoma no hodgkiniano (LNH) es un tipo de cáncer que comienza en los linfocitos, un tipo de glóbulo blanco. El linfoma cutáneo primario (LCP) es un LNH que se encuentra en la piel. No es cáncer de piel.
- Los linfocitos normalmente se multiplican como respuesta a una infección o inflamación. Cuando se multiplican por sí solos sin una regulación adecuada, pueden convertirse en un linfoma. Los linfomas que se desarrollan en la piel se denominan linfomas cutáneos.
- El linfoma cutáneo de células T (LCCT) se desarrolla a partir de las células T. Suelen aparecer como una erupción con picazón que puede engrosarse o formar un tumor.
- La micosis fungoide (MF) es la forma más común de LCCT. Comienza en la piel y puede propagarse a la sangre y otros órganos.
- En el síndrome de Sézary (SS), las células T cancerosas llamadas células de Sézary se encuentran en la piel, la sangre y los ganglios linfáticos.
- En los trastornos linfoproliferativos cutáneos primarios de células T CD30+ (PCTLD), las células T o los linfocitos T son CD30 positivos (CD30+) crecen y causan lesiones o nódulos cutáneos. Los tipos incluyen papulosis linfomatoide (PL), linfoma anaplásico de células grandes (LACG) cutáneo y casos límite con características superpuestas.

Las personas con linfomas cutáneos deben tratarse en los centros con experiencia en este tipo de cáncer.

2

Estudios para el LCCT

La planificación del tratamiento comienza con los estudios. Se deben realizar estudios precisos para diagnosticar y tratar los linfomas cutáneos, como el linfoma cutáneo de células T (LCCT). En este capítulo se presenta una descripción general de los estudios posibles que puede realizarse y qué puede esperar.

Resultados de los estudios

El diagnóstico del linfoma cutáneo de células T (LCCT) se basa principalmente en los resultados de una biopsia de piel. El examen de la sangre puede detectar la circulación de células cancerosas y es parte del diagnóstico del síndrome de Sézary (SS). Los resultados del examen físico, el análisis de sangre, la biopsia de la piel y los posibles estudios de diagnóstico por imágenes determinarán el plan de tratamiento. Es importante que comprenda lo que significa cada estudio. Haga preguntas sobre los resultados de sus estudios. Los portales para pacientes en internet son una manera de acceder a los resultados de sus estudios. Converse sobre los resultados con su médico o equipo de atención.

Tenga en cuenta lo siguiente:

- Es beneficioso contar con un sistema de contención durante el diagnóstico y el tratamiento. Consiga la ayuda de amigos, familiares o pares que puedan proporcionarle transporte, comidas y apoyo emocional. Pueden ser diferentes personas que se ocupen de distintas tareas o cambiar con el tiempo.
- Trate de ir acompañado a las visitas al médico si es posible o que alguien escuche la conversación por teléfono o esté junto a usted en las consultas de telesalud.
- No dude en hacer preguntas y tomar notas durante las citas. Escriba las preguntas y pídale a un amigo o familiar que tome notas. Los cuidadores también deberían preguntar.
- Organice sus documentos médicos, lo que incluye los formularios del seguro, la historia clínica y los resultados de los estudios. Elabore una lista con la información de contacto de todos los miembros del equipo de atención e informe de los cambios a su médico de atención primaria. Incluya detalles sobre el tipo específico de cáncer, el tratamiento y las fechas en su lista de contactos.
- Configure MyChart o una cuenta de su historia clínica, si dispone de ella, que pueden ayudarlo a realizar el seguimiento de sus citas y a comunicarse con su equipo de atención. En muchos lugares, los médicos o enfermeros no ven de inmediato los mensajes del portal o de MyChart, entonces, pregúntele a su equipo de atención cuál es la mejor manera de comunicarse con ellos, especialmente en caso de emergencia.

Para conocer los posibles estudios y procedimientos, **consulte la Guía 1**.

Pruebas médicas generales

A continuación, se describen algunas pruebas médicas generales.

Antecedentes médicos

Los antecedentes médicos son un registro de todos los problemas de salud y tratamientos que ha tenido durante su vida. Prepárese para enumerar las enfermedades o lesiones que ha tenido y cuándo ocurrieron. Lleve una lista de los medicamentos nuevos y antiguos e incluso los de venta libre, herbarios o los suplementos que esté tomando. Algunos suplementos interactúan y afectan los medicamentos que su equipo de atención puede recetarle. Informe al equipo de atención sobre cualquier síntoma que tenga. Los antecedentes médicos, algunas veces llamados anamnesis, ayudan a determinar qué tratamiento es el mejor para usted.

Examen físico

Durante un examen físico, el profesional sanitario puede:

- Tomar la temperatura, la presión arterial, el pulso y el ritmo de su respiración.
- Controlar su altura y peso.
- Auscultar el corazón y los pulmones.
- Observar sus ojos, oídos, nariz y garganta.
- Palpar y aplicar presión en distintas partes del cuerpo para ver si los órganos tienen tamaño normal, están blandos o duros o si duelen cuando los toca.
- Palpar los ganglios linfáticos agrandados en el cuello, la axila y la ingle.
- Realizar un examen cutáneo completo.

Guía 1 **Pruebas para planificar el tratamiento**
Biopsia de piel con revisión anatomopatológica y estudios del tumor/lesión
Antecedentes médicos y examen físico, incluido examen completo de la piel
Hemograma completo (HC) con fórmula leucocitaria, perfil metabólico completo (PMC) y lactato deshidrogenasa (LDH)
Posible: • TC con contraste de tórax, abdomen y pelvis (T/A/P) o TEP/TC • Biopsia de médula ósea • Biopsia de ganglios linfáticos • Pruebas del virus linfotrópico de células T humanas (HTLV) y otros análisis de sangre • Prueba de embarazo para mujeres en edad fértil • Debate sobre la preservación de la fertilidad

Exámenes cutáneos

Un dermatólogo es un experto en la piel y las enfermedades relacionadas. Es importante buscar un dermatólogo con experiencia en linfomas cutáneos para realizar un examen de la piel. Mediante un examen completo de la piel, se busca detectar signos de LCCT. El LCCT puede manifestarse como una erupción, bultos, protuberancias o tumor. Una erupción es una zona de piel irritada o hinchada. Muchas erupciones causan picazón, enrojecimiento y dolor.

La cantidad de cáncer se evalúa utilizando el tamaño de la mano. Una mano equivale al uno por ciento (1 %) del área de superficie corporal (ASC). Además, todos los tumores se medirán por su profundidad, altura, tamaño y región del cuerpo. Completar un diario fotográfico puede ayudar a realizar un seguimiento de los cambios en la piel con el paso del tiempo.

Usted conoce su piel mejor que nadie. Informe a su médico sobre el color normal de su piel. Muestre las diferencias entre las zonas de la piel que parecen normales y no. Describa cualquier cambio. ¿La zona pica o arde? ¿Está seca? ¿Está roja o cálida al tacto? ¿Hay protuberancias o es una zona elevada y lisa? ¿Tiene olor? Comparta alguna foto.

Lesiones cutáneas

La piel es el órgano más extenso del cuerpo humano. Una lesión cutánea es un cambio de color o textura en una zona de la piel. Algunas palabras para describir las lesiones cutáneas son mancha, pápula, placa, nódulo, tumor o eritrodermia.

Lesiones cutáneas

Una pápula es una protuberancia muy pequeña y sólida. Una placa es una lesión elevada o endurecida que se forma en la piel, más grande que una pápula. Las placas a veces se convierten en tumores en la piel.

Crédito: https://commons.wikimedia.org/wiki/File:Papule_and_Plaque.svg

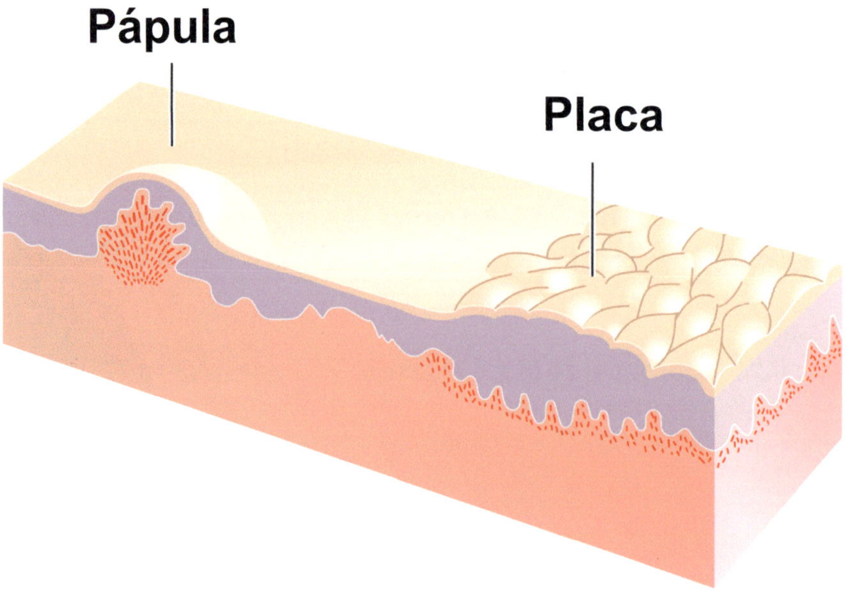

Mancha

Una mancha es una lesión plana, delgada, rosada o roja de cualquier tamaño que se forma en la piel. Las manchas pueden ser secas o escamosas, presentar picazón y tener el aspecto de eccema o psoriasis. Pueden ser más claras que la piel circundante o marrones en las personas con piel más oscura. En ocasiones, las manchas pueden convertirse en placas (lesiones endurecidas o elevadas) en la piel.

Pápula

Una pápula es un bulto muy pequeño y sólido que podría tener el aspecto de un grano muy pequeño. Por lo general, estas se encuentran en grupos. Las pápulas pueden ser rojas, moradas, marrones o rosadas.

Placa

Una placa es una lesión elevada o endurecida de cualquier tamaño que se forma en la piel. Las placas pueden ser rojas o escamosas, presentar picazón y tener el aspecto de eccema o psoriasis. Las placas a veces se convierten en tumores en la piel.

Papuloganglionar

Papuloganglionar es la combinación de pápulas y nódulos que se encuentran en la piel. Los nódulos se elevan más en la piel que las pápulas.

Eritrodermia

La eritrodermia es el enrojecimiento de más del 80 % de la superficie de la piel del cuerpo. Es una parte importante para reconocer y tratar la micosis fungoide (MF) y el síndrome de Sézary (SS). La eritrodermia puede tener el aspecto de una quemadura solar o grandes manchas en la piel.

Completar un diario fotográfico puede ayudar a realizar un seguimiento de los cambios en la piel con el paso del tiempo.

Tumor

Un tumor es una masa firme con forma de cúpula con un tamaño de al menos 1 centímetro.

Úlcera

Una úlcera cutánea es una llaga abierta o una herida en la piel.

Fertilidad (todos los sexos)

Algunos tipos de tratamientos pueden impactar su fertilidad, la capacidad para tener hijos. Si cree que desea tener hijos en el futuro, consulte a su equipo de atención la forma en que el cáncer y su tratamiento podrían modificar su fertilidad. Para preservar su fertilidad, tal vez deba implementar alguna medida antes de comenzar el tratamiento contra el cáncer. Las personas que deseen tener hijos en el futuro deberían consultar a un especialista en fertilidad para conversar acerca de las opciones antes de iniciar el tratamiento.

La preservación de la fertilidad consiste en dejar sus opciones abiertas, ya sea que sepa que desea tener hijos más adelante o que no tenga la certeza en este momento. Los especialistas en fertilidad y reproducción pueden ayudarle a decidir qué es lo mejor para su situación.

Puede encontrar más información sobre la preservación de la fertilidad en adolescentes y adultos jóvenes en NCCN.org/patientguidelines y en la aplicación NCCN Patient Guides for Cancer.

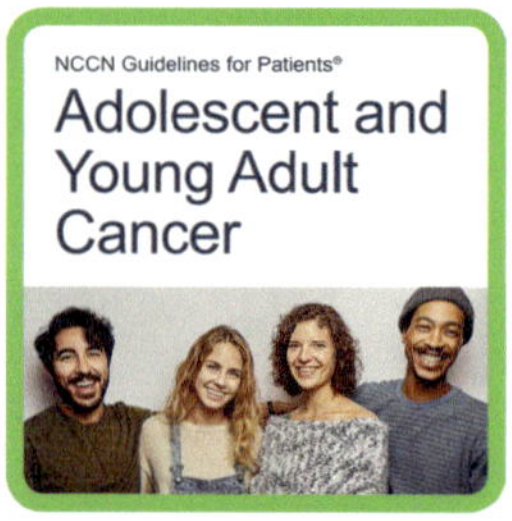

Análisis de sangre

Los análisis de sangre comprueban si hay signos de la enfermedad y el funcionamiento de los órganos. Se necesita una muestra de sangre, que se extrae con una aguja que se introduce en una vena del brazo.

Hemograma completo y fórmula leucocitaria

El hemograma completo (HC) mide los niveles de glóbulos rojos, glóbulos blancos y plaquetas en la sangre. Este análisis es una prueba clave que brinda una imagen de su salud general. La fórmula leucocitaria cuenta la cantidad de cada tipo de glóbulo blanco (neutrófilos, linfocitos, monocitos, esosinófilos y basófilos). Además, verifica si las cantidades están equilibradas entre sí.

Perfil metabólico completo

El perfil metabólico completo (PMC) mide diferentes sustancias en la sangre. El PMC proporciona información importante sobre el funcionamiento de sus riñones e hígado, entre otras cosas.

HTLV

La prueba del virus linfotrópico de células T humanas (HTLV) se utiliza para detectar una infección por HTLV que podría ser la causa de un linfoma de células T. En los Estados Unidos, toda la sangre donada se analiza para detectar HTLV.

Lactato deshidrogenasa

La lactato deshidrogenasa (LDH) o deshidrogenasa del ácido láctico es una proteína que se encuentra en la mayoría de las células. Las células que mueren liberan LDH en la sangre. Las células de rápido crecimiento también liberan LDH y causan niveles elevados de esta proteína en la sangre.

Prueba de embarazo

Si el tratamiento planeado podría afectar el embarazo, a quienes puedan quedar embarazadas se les entregará una prueba de embarazo antes de comenzar el tratamiento.

Estudios de diagnóstico por imágenes

En los estudios de diagnóstico por imágenes, se toman fotografías del interior del cuerpo para detectar depósitos de cáncer. Un radiólogo, experto que interpreta los estudios de diagnóstico por imágenes de los estudios, redactará un informe y se lo enviará a su médico. Usted podría acceder a estos informes a través del portal para pacientes o del sistema de acceso para pacientes, pero espere a conversar con su equipo de atención sobre estos resultados.

Medio de contraste

El medio de contraste se utiliza para mejorar las imágenes del interior del cuerpo. Los medios de contraste son sustancias que ayudan a realzar y mejorar las imágenes de varios órganos y estructuras en el cuerpo. Se usa para que las imágenes sean más claras. El medio de contraste no es permanente y se expulsa del cuerpo a través de la orina inmediatamente después de la prueba. Los tipos de medios de contraste varían y son diferentes para la TC y la RM.

Avise a su equipo de atención si ha tenido reacciones alérgicas al medio de contraste en el pasado. Esto es importante. Es posible que le administren medicamentos para evitar los efectos de dichas alergias. Es posible que no se utilice el medio de contraste si tiene una alergia grave o si sus riñones no funcionan bien.

Exploración por TC

Una exploración por TC o TAC (tomografía computarizada) usa rayos X y tecnología para tomar imágenes del interior del cuerpo. Toma varias radiografías de la misma parte del cuerpo desde distintos ángulos. Todas las imágenes se combinan para hacer una imagen detallada. La TC de cabeza, cuello, tórax, abdomen y pelvis se puede utilizar como prueba para detectar el cáncer. En la mayoría de los casos, se utilizará un medio de contraste.

Exploración por RM

La IRM (imagen por resonancia magnética) usa ondas de radio e imanes potentes para tomar fotografías del interior del cuerpo. No usa rayos X. Debido a los imanes muy potentes que se utilizan en el aparato de IRM, informe al técnico si tiene algún metal en su cuerpo. Durante la prueba, es probable que se le pida que contenga la respiración durante 10 o 20 segundos mientras el técnico toma las imágenes. Suele usarse un medio de contraste.

El resonador magnético cerrado tiene un diseño de cápsula en la que el imán rodea a la persona. El resonador magnético abierto tiene un imán en la parte superior y en la inferior, lo que permite que haya una abertura en cada extremo. Los resonadores cerrados son más comunes que los abiertos, entonces, si tiene claustrofobia (miedo a los espacios cerrados), asegúrese de hablar con su equipo de atención sobre ello.

Exploración por TEP

En la TEP (tomografía por emisión de positrones) se utiliza un fármaco radiactivo llamado radiomarcador. El radiomarcador es una sustancia que se inyecta en una vena para ver en qué lugar del cuerpo se encuentran las células cancerosas y para saber si están usando azúcar producida por el cuerpo para crecer. Las células cancerosas aparecen como puntos brillantes en las exploraciones por TEP. Sin embargo, no todos los tumores aparecerán en una exploración por TEP. Además, no todos los puntos brillantes son cáncer. Es normal que el cerebro, el corazón, los riñones y la vejiga se vean brillantes en la TEP.
La inflamación o la infección también pueden verse como un punto brillante. Cuando la exploración por TEP se combina con una TC se llama exploración por TEP/TC.

Rayos X

Los rayos X son un tipo de radiación. En pequeñas dosis, se utilizan para tomar fotografías del interior del cuerpo. Esto se conoce como radiografía.

Biopsia

Una biopsia es la extracción de una muestra de tejido, como piel. Para diagnosticar el LCCT, se debe realizar una biopsia. La muestra debe ser analizada por un anatomopatólogo experto en el diagnóstico de linfomas cutáneos. El anatomopatólogo revisará secciones delgadas de la biopsia de piel con un microscopio. Este análisis suele denominarse histología o examen histopatológico. El anatomopatólogo observará el aspecto general, el tamaño, la forma y el tipo de las células.

La histología es el estudio de la anatomía (estructura) de las células, los tejidos y los órganos a través del microscopio.

La biopsia es una parte importante para realizar un diagnóstico de LCCT correcto. Diagnosticar el LCCT puede ser todo un desafío. Es común tener que realizar varias biopsias de la piel para dar un diagnóstico claro.

Biopsia de lesión cutánea

Se extraerá y analizará una muestra de su lesión para confirmar el diagnóstico de linfoma cutáneo. La biopsia de una lesión cutánea puede ser por incisión o por escisión. En una biopsia por incisión se extrae una zona de la piel con un bisturí. Por lo general, se requieren puntos de sutura tras la biopsia por incisión. En una biopsia por escisión, por lo general se extirpa una zona más grande de piel y se realiza con poca frecuencia en el LCCT.

Biopsia de piel por punción

En la biopsia de piel por punción, se extrae una pequeña muestra de piel y tejido conectivo con un instrumento manual. Por lo general, se requieren puntos de sutura para cerrar la incisión en la piel.

Busque grupos de apoyo en su hospital local, a través de las redes sociales o en los recursos que se enumeran en la contratapa de este libro. Busque apoyo social en sus amigos, parientes, vecinos y compañeros de trabajo.

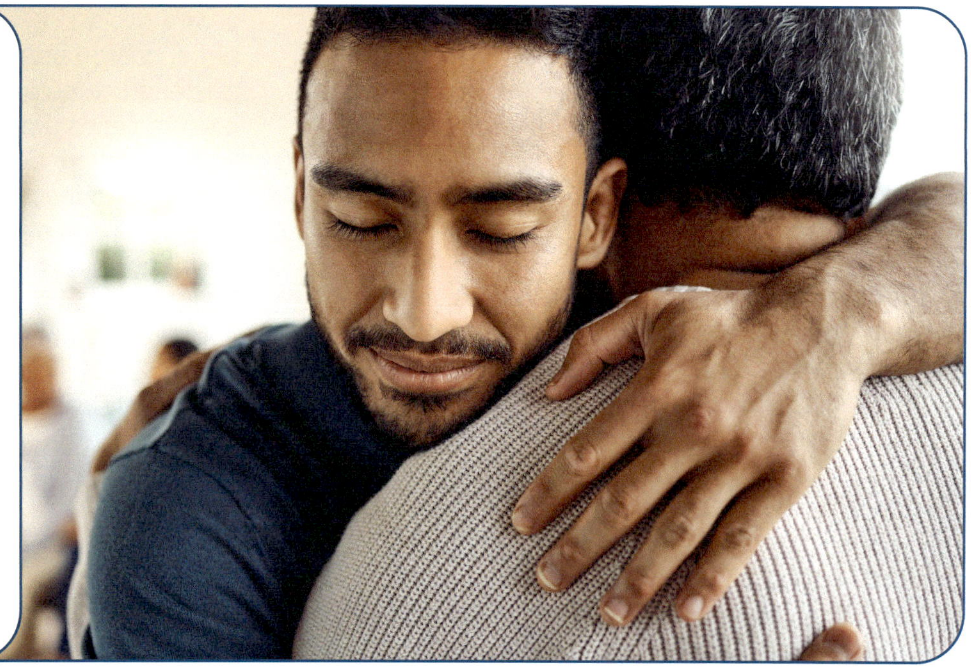

Biopsia por raspado de la piel

En una biopsia por raspado de la piel se extirpa la capa superior de piel con una herramienta como una cuchilla de afeitar. Es posible que este tipo de biopsia no se recomiende porque no toma una muestra lo suficientemente profunda. Los linfocitos anormales suelen encontrarse debajo de la superficie de la piel.

Biopsia de ganglios linfáticos

Los ganglios linfáticos suelen ser demasiado pequeños como para un examen visual o mediante palpación. A veces, los ganglios linfáticos pueden sentirse hinchados, agrandados, duros al tacto o no se mueven cuando se los empuja (fijos o inmóviles). Se puede realizar una biopsia de ganglio linfático mediante un procedimiento de biopsia con aguja o como una pequeña cirugía para extirpar (resecar) un ganglio linfático.

Análisis de médula ósea

En algunos casos, se pueden realizar análisis de médula ósea.

Hay dos tipos de análisis de médula ósea que suelen realizarse al mismo tiempo:

- Aspiración de médula ósea
- Biopsia de médula ósea

La médula ósea es como una esponja que retiene líquido y células. La aspiración extrae parte del líquido y células de esa esponja, y la biopsia extrae una parte de la esponja.

Para muchas personas, este es un procedimiento incómodo. Su equipo de atención tratará de hacerlo sentir lo más cómodo que sea posible. Normalmente, las muestras se toman de la parte posterior del hueso de la cadera (pelvis). Es probable que deba acostarse boca abajo o de costado. Para la aspiración, se introduce una aguja hueca en el hueso a través de la piel. La médula ósea líquida se extrae con una jeringa. Para la biopsia, se usa una aguja más ancha para extraer una pequeña pieza del hueso. Puede sentir dolor en el hueso de la cadera durante algunos días. Pueden aparecer moretones en la piel.

Inmunofenotipificación

La inmunofenotipificación es un proceso que utiliza anticuerpos para detectar la presencia o ausencia de antígenos. Los antígenos son proteínas o marcadores que se pueden encontrar en la superficie o dentro de los glóbulos blancos como las células T. Las agrupaciones específicas de antígenos son normales. Sin embargo, se encuentran algunos patrones específicos de antígenos en células anormales.

La inmunofenotipificación se puede realizar mediante técnicas especializadas llamadas inmunohistoquímica (IHQ) o citometría de flujo. Estas técnicas se utilizan para distinguir el LCCT de otros tipos de linfoma. El inmunofenotipo puede cambiar a medida que avanza el cáncer.

- Las células de la **micosis fungoide (MF) y el síndrome de Sézary (SS)** suelen caracterizarse por el siguiente inmunofenotipo: CD2+, CD3+, CD5+, CD4+, CD8- (con poca frecuencia CD8+ y CD4-), y carecen de ciertos marcadores de células T, como CD7 y CD26.
- Las **células del trastorno linfoproliferativo primario cutáneo de células T CD30+ (PCTLD)** son CD30 positivas (CD30+).

Inmunohistoquímica

La inmunohistoquímica (IHQ) es un proceso de tinción especial que implica incorporar marcadores químicos a las células inmunitarias. Luego, las células se estudian con un microscopio. La IHQ detecta el inmunofenotipo de las células de una biopsia de la piel.

CD4 y CD8 son proteínas que se encuentran en dos familias de linfocitos T. Las células T CD4 (células auxiliares) ayudan a regular las funciones del sistema inmunitario. Las células T CD8 (células citolíticas) descomponen o eliminan del cuerpo sustancias extrañas. La mayoría de los casos de LCCT provienen de células T CD4. El panel de IHQ buscará estas células y otras. El panel de IHQ de la biopsia de piel debe incluir el estudio de CD2, CD3, CD4, CD5, CD7, CD8, CD20 y CD30. Se pueden incluir otros.

Citometría de flujo

La citometría de flujo es un método de laboratorio que se utiliza para detectar, identificar y contar células específicas. La citometría de flujo implica teñir las células con un tinte sensible a la luz. Las células teñidas se pasan a través de un haz de luz en una máquina. La máquina mide la cantidad de células, aspectos como su forma y tamaño y otras características únicas de las células. La citometría de flujo se puede usar en células de sangre circulante (periférica), médula ósea o una biopsia. La citometría de flujo se usa más comúnmente para identificar marcadores en las células, particularmente en el sistema inmunitario (llamado inmunofenotipificación). En el LCCT, la citometría de flujo suele realizarse para contar la cantidad de células de Sézary o células de LCCT en la sangre.

Pruebas para detectar biomarcadores del LCCT y cambios genéticos

Las pruebas genéticas y de biomarcadores se utilizan para tener más información sobre su tipo de LCCT, para guiar el tratamiento y para determinar la trayectoria probable que tomará su cáncer (pronóstico). Este estudio genético es diferente del análisis genético de antecedentes familiares o el de riesgo de cáncer. Este estudio detecta cambios solo en las células del LCCT que se han desarrollado a lo largo del tiempo y no los cambios en el resto de las células del cuerpo.

Dentro de nuestras células, hay moléculas de ADN. Estas moléculas están muy comprimidas en lo que se conoce como un cromosoma. Los cromosomas contienen la mayor parte de la información genética de la célula. Las células humanas normales contienen 23 pares de cromosomas para un total de 46 cromosomas. Cada cromosoma contiene miles de genes. Los genes son instrucciones codificadas para las proteínas producidas por las células. Una mutación se produce cuando algo sale mal en el código genético. Las proteínas se escriben así: CD4. Los genes se escriben en cursiva de la siguiente manera: *TCR*. Cuando se encuentra (expresa) un gen o una proteína, se muestra con un signo más (+) de la siguiente manera: CD4+. Cuando no se ha encontrado un gen o una proteína, se escribe con un signo menos (-) de la siguiente manera: CD4-.

Prueba de mutación del LCCT

Es posible utilizar una muestra de piel, ganglio linfático, sangre o médula ósea para determinar si las células cancerosas tienen mutaciones específicas. Los tratamientos específicos se pueden enfocar en algunas mutaciones. Esto es distinto de las pruebas genéticas para las mutaciones que puede haber heredado de sus padres biológicos.

Los genes y cromosomas de las células del LCCT pueden presentar cambios. Algunas mutaciones pueden determinar el tipo de tratamiento administrado. Con el tiempo, es posible que se presenten nuevas mutaciones sutiles y resistentes a los medicamentos. Las mutaciones también pueden ocurrir durante el tratamiento. Las pruebas de mutaciones se realizan para detectar estas nuevas mutaciones. Algunas mutaciones producen resistencia a ciertos tratamientos dirigidos.
Hay muchas mutaciones posibles. Solicite más información a su equipo de atención.

FISH

La hibridación fluorescente *in situ* (FISH) es un método en el que se utilizan unos tintes especiales llamados sondas que se adhieren a partes del ADN. Dado que esta prueba no necesita células en crecimiento, se puede realizar en una muestra de sangre.

Con FISH, se pueden encontrar translocaciones que son demasiado pequeñas para ser vistas con otros métodos. La translocación se produce cuando partes de dos cromosomas se intercambian entre sí. Sin embargo, el método FISH solo se puede usar para cambios conocidos. No puede detectar todos los cambios posibles que se encuentran dentro de los cromosomas o genes. Por ejemplo, FISH se utiliza para detectar los reordenamientos del gen *TP63* uniendo sondas a *TP63* (3q28) y *TBL1XR1/TP63*.

Reordenamientos genéticos

Las células T normales pueden dividir su ADN de determinadas maneras para crear diversidad en el sistema inmunitario. En un tumor, todas las células cancerosas derivan de la misma célula original. En el LCCT, esa célula es un linfocito T. Cuando ese linfocito T se divide muchas veces, todo el grupo de linfocitos B se denomina clonal o se dice que el tumor tiene clonalidad. Las células T clonales deben tener el mismo receptor de células T y la misma secuencia genética del receptor de células T. Los anatomopatólogos utilizan pruebas para determinar si un grupo de células son clonales o no. Esto se describe comúnmente como TCR.

Los estudios genéticos y de biomarcadores se usan para detectar reordenamientos de células T que se encuentran comúnmente en el LCCT. Esta información puede ser útil al diagnosticar y tratar el LCCT. El SS tiene un reordenamiento clonal de *TCR* en la sangre.

Puntos clave

- Los estudios detectan signos de la enfermedad, determinan qué tan bien funcionan los órganos y evalúan los resultados de tratamiento.
- Las lesiones cutáneas pueden aparecer en cualquier parte del cuerpo. Las lesiones pueden tener el aspecto de pápulas, manchas, placas o nódulos.
- Se debe realizar una biopsia para diagnosticar los linfomas cutáneos, como el linfoma cutáneo de células T (LCCT). Un anatomopatólogo debe revisar la biopsia, quien es un experto en el diagnóstico de LCCT.
- Pueden realizarse análisis de laboratorio a la muestra de su biopsia para obtener más información sobre el linfoma y que el equipo de atención pueda elegir el mejor tratamiento para usted.

3

Estadificación del cáncer para MF y SS

La estadificación del cáncer es una manera para describir cuánto cáncer hay en el cuerpo y su ubicación. Sirve para tomar decisiones acerca del tratamiento. La estadificación para el cáncer de micosis fungoide (MF)/síndrome de Sézary (SS) es diferente a la de otros linfomas de la piel. Aunque se utiliza el mismo sistema de estadificación, la MF y el SS se tratan de manera diferente.

Clasificación TNMB

El sistema TNM (tumor, ganglio y metástasis) se usa para clasificar muchos tipos de cáncer. En este sistema, las letras T, N y M (tumor, ganglio y metástasis) describen diferentes áreas del crecimiento del cáncer. Según los resultados de la biopsia y otros estudios, se asignará una puntuación o un número a cada letra. Cuanto más alto el número, más grande es el tumor o mayor es la extensión del cáncer a los ganglios linfáticos u otros órganos. Estas puntuaciones se combinarán para asignar un estadio al cáncer. Un ejemplo del sistema TNM se vería así: T1N0M0 o T1, N0, M0.

La estadificación en MF/SS presenta diferencias sutiles con respecto a la de otros tipos de cáncer. Se conoce como TNMB o tumor, ganglio linfático, metástasis, sangre.

- **T se asigna a la piel**: en la micosis fungoide y el síndrome de Sézary (MF/SS), tumor se refiere al tipo y cantidad de tumores que cubren la piel. La estadificación busca detectar tumores, manchas, pápulas, placas o enrojecimiento de la piel (eritema) y el área de superficie corporal (ASC) se ve afectada.
- **N se asigna a los ganglios linfáticos**: se refiere a si se detectan linfocitos T anormales en los ganglios linfáticos.
- **M se asigna a la metástasis**: en MF/SS, la metástasis se refiere a si el cáncer se detecta en órganos internos (viscerales) o en la médula ósea.
- **B se asigna a la sangre**: esto se refiere a si se detectan linfocitos T anormales en la sangre circulante (periférica).

T = Piel

En MF/SS, la cantidad de cáncer se determina evaluando qué porcentaje de la piel se ve afectada por el linfoma. Una mano equivale al uno por ciento (1 %) del área de superficie corporal (ASC). Además, todos los tumores se medirán por su profundidad, altura, tamaño y región del cuerpo. Los tumores suelen medirse en centímetros (cm).

- **T1**: manchas, pápulas o placas que cubren menos del 10 % del ASC.
- **T2**: manchas, pápulas o placas que cubren más del 10 % del ASC.
  - **T2a**: solo manchas.
  - **T2b**: placa con o sin manchas.
- **T3**: uno o más tumores de 1 cm o de mayor tamaño.
- **T4**: enrojecimiento, engrosamiento o afectación de la piel (eritema) que cubre el 80 % o más del ASC.

N = Ganglio linfático

En todo el cuerpo hay cientos de ganglios linfáticos. Los ganglios linfáticos funcionan como filtros para ayudar a combatir las infecciones y eliminar las sustancias nocivas. También producen linfocitos. A medida que los linfocitos T anormales se multiplican, pueden distorsionar o invadir los ganglios linfáticos.

Los ganglios linfáticos anormales son aquellos que, en un examen físico, se notan firmes, irregulares, agrupados, fijos o con un diámetro superior a 1,5 cm durante la palpación. Los grupos de ganglios que se controlan en el examen físico incluyen los del cuello (cervicales), parte superior de la clavícula (supraclaviculares), brazo (epitrocleares), axila (axilares) e ingle (inguinales).

- **N0** significa que no se encontraron linfocitos T anormales en los ganglios linfáticos.
- **N1** significa que se encontraron algunos linfocitos T anormales en los ganglios linfáticos.
- **N2** significa que se encontraron muchos linfocitos T o grupos anormales en los ganglios linfáticos.
- **N3** significa que los linfocitos T anormales han alterado la estructura de los ganglios linfáticos. Esto se denomina enfermedad de los ganglios linfáticos (ganglionar).

M = Metástasis

El cáncer que se ha extendido a partes distantes del cuerpo se suele conocer como metástasis. Se muestra como M1. En MF/SS, el cáncer se puede extender a la médula ósea o a órganos viscerales (órganos internos, sólidos), como el bazo, el hígado o los pulmones.

- **M0** significa que no se encontró cáncer en la médula ósea ni en los órganos internos.
- **M1A** significa que se encontró cáncer en la médula ósea.
- **M1B** significa que se encontró cáncer en los órganos viscerales.

B = Sangre

La sangre periférica circula a través del cuerpo (torrente sanguíneo). Se estimará la cantidad de células T anormales detectadas en la sangre.

- **B0 (ninguna o muy baja afectación sanguínea)**: no hay afectación sanguínea o se encuentran niveles muy bajos (menos del 5 % o 250 células/mm^3) de células de Sézary CD4+/CD26- o CD4+/CD7- en la sangre.
- **B1 (baja carga tumoral en sangre)**: más del 5 % pero menos de 1000/µl de linfocitos en sangre periférica (circulantes) son células de Sézary.
- **B2 (alta carga tumoral en sangre)**: se detectan más de 1000/µl de células de Sézary. El diagnóstico de SS requiere la afectación del nivel de B2.

Estadios numerados de MF/SS

Los estadios numerados van del estadio 1 al estadio 4, que es el más avanzado. Estos estadios se escriben como estadio I, estadio II, estadio III y estadio IV. No todos los tipos de cáncer se describen de esta manera. Los estadios están definidos por la clasificación TNMB.

Para los estadios numerados de MF/SS, **consulte la Guía 2**.

Guía 2
Estadios de MF/SS

Estadio 1	Estadio 1A Afectación limitada de la piel	• T1, N0, M0, B0 o B1
	Estadio 1B Enfermedad solo de la piel	• T2, N0, M0, B0 o B1
Estadio 2	Estadio 2A	• T1 o T2, N1 o N2, M0, B0 o B1
	Estadio 2B Enfermedad en estadio tumoral	• T3, N0 o N1 o N2, M0, B0 o B1
Estadio 3	Estadio 3A Enfermedad eritrodérmica	• T4, N0 o N1 o N2, M0, B0
	Estadio 3B Enfermedad eritrodérmica	• T4, N0 o N1 o N2, M0, B1
Estadio 4	Estadio $4A_1$ Síndrome de Sézary	• Cualquier T, N0 o N1 o N2, M0, B2
	Estadio $4A_2$ Puede ser SS o MF	• Cualquier estadio T, N3, M0, cualquier estadio B
	Estadio 4B Enfermedad visceral (SS o MF)	• Cualquier estadio T, cualquier estadio N, M1A o M1B, cualquier estadio B

Estadio 1A: afectación limitada de la piel

Manchas, pápulas o placas limitadas que cubren menos del 10 % de la piel (T1). No se encuentra cáncer en los ganglios linfáticos (N0) ni los órganos viscerales (M0).

Estadio 1B: enfermedad solo de la piel

El estadio 1B tiene más afectación de la piel que el estadio 1A Las manchas, pápulas o placas cubren más del 10 % de la piel (T2). No se encuentra cáncer en los ganglios linfáticos (N0) ni los órganos viscerales (M0).

Estadio 2A

Una extensión de la superficie de la piel está cubierta con manchas o placas (T1 o T2). Se encuentra cáncer en los ganglios linfáticos (N1 o N2).

Estadio 2B: enfermedad en estadio tumoral

Se encuentran uno o más tumores de 1 cm o de mayor tamaño en la piel (T3). Puede encontrarse cáncer (N1 o N2) o no (N0) en los ganglios linfáticos. Puede encontrarse (B1) o no (B0) en la sangre.

Estadio 3A: enfermedad eritrodérmica

En la enfermedad eritrodérmica, casi toda la piel (más del 80 %) se observa enrojecida (eritema) (T4), pero se encuentra poca enfermedad dentro del cuerpo. Se pueden encontrar manchas, placas o tumores en la piel. Puede encontrarse cáncer (N1 o N2) o no (N0) en los ganglios linfáticos. No hay afectación visceral (M0) ni sanguínea (B0).

Estadio 3B: enfermedad eritrodérmica

Esto es lo mismo que 3A, excepto que se encuentra una pequeña cantidad de cáncer en la sangre (B1).

Estadio $4A_1$: síndrome de Sézary

En el estadio 4A1, hay un grado de enfermedad significativo en la sangre, incluida una gran cantidad de células de Sézary (B2). La piel puede estar en cualquier estadio (cualquier estadio T). Puede encontrarse cáncer (N1 o N2) o no (N0) en los ganglios linfáticos.

Estadio $4A_2$: SS o MF

En el estadio 4A2, hay un grado de enfermedad significativo en los ganglios linfáticos. La piel puede estar en cualquier estadio (cualquier estadio T). Los linfocitos T anormales han alterado la estructura del ganglio linfático (N3). Es posible encontrar cáncer en la sangre. El diagnóstico de SS requiere la afectación en sangre en estadio B2.

Estadio 4B: enfermedad visceral (SS o MF)

En el estadio 4B, hay un mayor grado de enfermedad significativo en los órganos. La piel puede estar en cualquier estadio (cualquier estadio T). Los ganglios linfáticos pueden estar en cualquier estadio (cualquier estadio N). El cáncer se ha extendido a la médula ósea (M1A) o a los órganos internos (viscerales) (M1B). Puede haber afectación de la sangre (cualquier estadio B). La MF o el SS puede estar en el estadio 4B.

Puntos clave

- La estadificación del cáncer es una manera para describir cuánto cáncer hay en el cuerpo y su ubicación. Sirve para tomar decisiones acerca del tratamiento.
- La estadificación de la micosis fungoide (MF) y el síndrome de Sézary (SS) es algo diferente que para otros tipos de cáncer. Se conoce como TNMB o tumor, ganglio linfático, metástasis (visceral), sangre.
- La estadificación puede cambiar a medida que avanza el cáncer.
- La MF puede estar en el estadio 1, 2, 3, $4A_2$ o 4B.
- En el SS, las células T cancerosas llamadas células de Sézary se encuentran en la piel, los ganglios linfáticos y la sangre. El SS puede estar en el estadio $4A_1$, $4A_2$ o 4B.

Las personas con linfomas cutáneos deben tratarse en los centros con experiencia en este tipo de cáncer.

4
Tratamiento del LCCT

En este capítulo se presenta una descripción general de los tipos posibles de tratamiento y qué puede esperar. No todas las personas reciben el mismo tratamiento. Las opciones de tratamiento se basan en muchos factores. Juntos, usted y su equipo de atención elegirán el plan de tratamiento que sea mejor para usted.

Equipo de atención

El LCCT es tratable, pero generalmente no se puede curar. Puede vivir mucho tiempo y de manera saludable si recibe atención y control continuos.

El tratamiento del cáncer requiere un abordaje en equipo. Las decisiones sobre el tratamiento deben estar a cargo de un equipo multidisciplinario (MDT). Un equipo multidisciplinario es un equipo de profesionales de la salud y de la atención psicosocial de diferentes entornos profesionales que tengan conocimiento y experiencia sobre su tipo de cáncer. Este equipo debe reunirse para planificar e implementar su tratamiento. Pregunte quién coordinará su atención.

Algunos integrantes de su equipo de atención lo acompañarán durante todo el tratamiento del cáncer, en tanto otros estarán presentes durante ciertos momentos. Conozca a su equipo de atención y ayúdelos para que lo conozcan a usted.

Dependiendo de su diagnóstico, su equipo puede incluir los siguientes especialistas:

- El **dermatólogo** se especializa en el diagnóstico y tratamiento de enfermedades de la piel.
- El **hematólogo u oncólogo hematólogo** es un experto en enfermedades de la sangre y tipos de cáncer de la sangre. Otros tipos de oncólogos son los oncólogos médicos, radiólogos y cirujanos.
- El **anatomopatólogo, dermatopatólogo o hematopatólogo** analiza las células y los tejidos extraídos durante una biopsia y aporta un diagnóstico de cáncer, estadificación e información sobre las pruebas de biomarcadores.
- El **radiooncólogo** trata el cáncer con radioterapia (RT).
- Los **enfermeros oncológicos** brindan atención práctica, como el tratamiento sistémico, administran la atención, responden preguntas y lo ayudan a sobrellevar los efectos secundarios.
- Los **enfermeros especialistas o los asociados médicos** proporcionan un nivel adicional de asistencia para ayudarlo con sus síntomas relacionados con el cáncer.
- Los **farmacéuticos oncológicos** son expertos en el uso de los medicamentos que se usan para tratar el cáncer y para controlar los síntomas y los efectos secundarios.
- Los **especialistas en cuidados paliativos** se concentran en prevenir y aliviar el sufrimiento y en mejorar la calidad de vida.
- El **terapeuta ocupacional** ayuda a las personas con las tareas de la vida diaria.
- El **fisioterapeuta** ayuda a las personas a moverse con mayor comodidad y facilidad.

- Los **psicólogos y psiquiatras** son expertos en salud mental que pueden ayudarlo a tratar problemas tales como depresión, ansiedad u otros trastornos relacionados con la salud mental que pueden afectar cómo usted piensa y se siente.
- Los **asistentes sociales** ayudan a las personas a resolver y hacer frente a los problemas de la vida diaria. Los asistentes sociales clínicos también diagnostican y tratan problemas mentales, conductuales y emocionales. En algunos centros oncológicos, el asistente social es quien se ocupa de manejar la ansiedad que se siente cuando las personas reciben un diagnóstico de cáncer. Ellos, u otros profesionales designados, pueden ayudarlo con las complejidades propias de las tensiones financieras y en asuntos relacionados con el seguro.
- Los **especialistas en cuidado espiritual** identifican y apoyan a las personas con sufrimiento espiritual o necesidades espirituales no satisfechas.
- El **equipo de investigación** ayuda a recopilar datos de investigación y a coordinar la atención si está participando en un ensayo clínico. Los ensayos clínicos ayudan a poner nuevas terapias al alcance de los pacientes y a que progresen los tratamientos para todos. Considere preguntar a su equipo de atención sobre el acceso a ensayos clínicos.

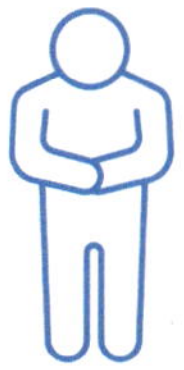

Usted conoce su cuerpo mejor que nadie

Ayude a que su equipo de atención entienda:

- ✓ Cómo se siente
- ✓ Qué necesita
- ✓ Qué funciona y qué no

Tenga a mano una lista de nombres e información de contacto de cada miembro de su equipo. Esto hará que sea más fácil para usted y cualquier persona involucrada en su cuidado saber a quién contactar si tiene preguntas o inquietudes.

Conozca a su equipo de atención y ayúdelos para que lo conozcan a usted.

Prevenir el embarazo durante el tratamiento

El cáncer y el tratamiento del cáncer pueden afectar los ovarios y dañar los espermatozoides. Si queda embarazada durante la quimioterapia, la radioterapia u otros tipos de tratamiento sistémico, pueden producirse defectos congénitos graves. Hable con su equipo de atención sobre la prevención del embarazo durante el tratamiento del cáncer. Puede que sea recomendable utilizar un método hormonal de control de la natalidad o que no lo sea, por lo que le recomendamos consultar a su médico acerca de las opciones con que cuenta, como dispositivos intrauterinos (DIU) y métodos de barrera. Los tipos de métodos de barrera incluyen condones, diafragmas, capuchones cervicales y esponja anticonceptiva.

Personas con ovarios

Las personas que pueden quedar embarazadas se someterán a una prueba de embarazo antes de comenzar el tratamiento. El tratamiento contra el cáncer puede dañar el desarrollo del bebé si está embarazada o queda embarazada durante el tratamiento. Por lo tanto, se recomienda adoptar medidas de control de la natalidad para prevenir el embarazo durante el tratamiento y posteriormente. Si está embarazada o amamantando en el momento del diagnóstico de cáncer, deberán evitarse ciertos tratamientos.

La menstruación, el flujo menstrual o "período" puede detenerse durante el tratamiento, pero a menudo reaparece dentro de los 2 años posteriores al tratamiento en mujeres de 35 años y menores. Todavía es posible que quede embarazada, aunque podría no tener el período. Por lo tanto, se recomienda un método de control de la natalidad durante el tratamiento y posteriormente. Consulte a su médico el mejor momento para planificar un embarazo.

Personas con testículos

El cáncer y el tratamiento contra el cáncer pueden dañar el esperma. Por lo tanto, use métodos anticonceptivos (control de la natalidad), como condones, para prevenir el embarazo durante e inmediatamente después del tratamiento.

El tratamiento habitual es la mejor manera que se conoce para tratar una enfermedad particular de acuerdo con los ensayos clínicos anteriores. Puede haber más de una pauta de tratamiento que se considere el tratamiento habitual. Pregúntele a su equipo de atención las opciones de tratamiento con las que cuenta y si podría participar de un ensayo clínico.

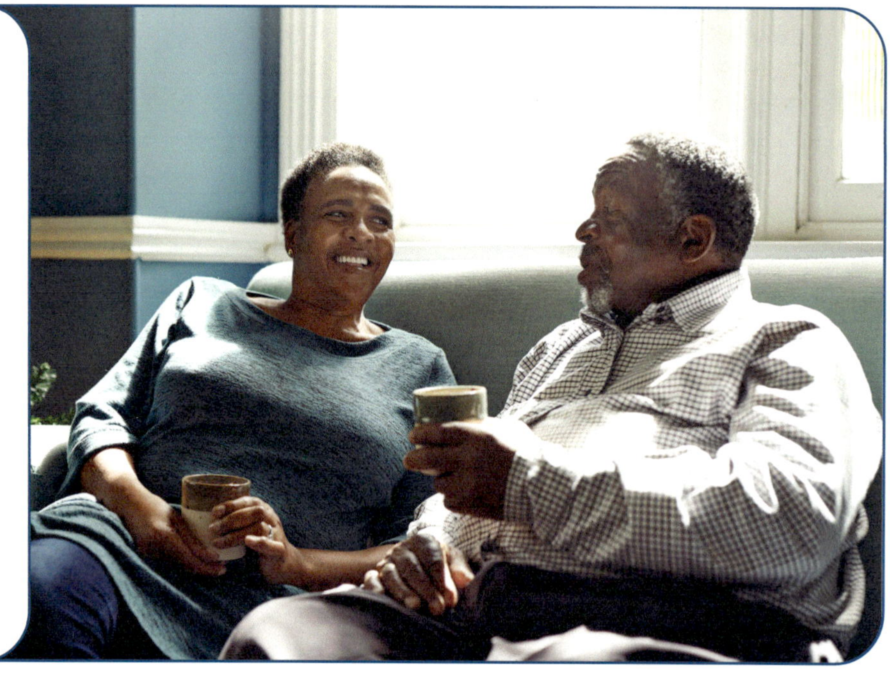

Terapia dirigida a la piel

Los tipos de terapia que se centran en la piel incluyen la terapia tópica, la radiación local y la fototerapia.

Terapia tópica

La terapia tópica se coloca en la superficie de la piel. Puede ser una loción (crema), gel o ungüento. Los tipos de terapia tópica se describen a continuación.

- Los **corticosteroides (esteroides)** se utilizan para reducir la inflamación. Los esteroides pueden ser tópicos o intralesionales. Se inyecta un esteroide intralesional directamente en una lesión de la piel o justo debajo de ella.
- El **imiquimod** se usa para tratar ciertos tipos de crecimientos planos y escamosos de la piel. Algunas marcas son Aldara y Zyclara.
- La **mostaza nitrogenada (clorhidrato de mecloretamina)** detiene o retarda el crecimiento del cáncer. Algunas marcas son Valchlor y Ledaga.
- Los **retinoides** son productos relacionados con la vitamina A. Los ejemplos incluyen bexaroteno (gel Targretin) y tazaroteno (gel Tazorac, crema Tazorac).
- La **carmustina** es una quimioterapia que detiene o retarda el crecimiento del cáncer. Se aplica carmustina tópica (BiCNU) en las lesiones.

Radioterapia local

La radioterapia (RT) local trata las lesiones cutáneas. La radioterapia dirigida al lugar afectado (RTDLA) es un tipo de radiación local. Se puede administrar en ganglios linfáticos o lesiones cutáneas. El tipo de radiación suele ser de electrones. Algunas personas con LCCT pueden tener resultados beneficiosos con dosis bajas de radiación.

Fototerapia

La fototerapia utiliza diferentes longitudes de onda de luz ultravioleta (UV) para tratar lesiones cutáneas o tumores.

Entre los tipos se incluyen:

- **Ultravioleta B (UVB)**: expone la piel a una fuente de luz UVB artificial durante un período determinado en un esquema regular.
- **Ultravioleta B de banda estrecha (UVB-BE)**: utiliza una longitud de onda UV muy específica.
- **Fotoquimioterapia o psoraleno más luz ultravioleta A (PUVA)**: combina psoraleno (P) con UVA. El psoraleno es un tipo de medicamento que se toma por boca (vía oral) y que hace que la piel sea sensible a la luz. Después de tomar psoraleno, la piel se expone a la luz UV de onda larga.
- **Ultravioleta A1 (UVA1)**: penetra profundamente en la piel y provoca la muerte de las células T.

Con frecuencia, se usa UVB o UVB-BE para manchas o placas delgadas y PUVA o UVA1 para placas o tumores más gruesos.

Los rayos UV pueden aumentar el riesgo de algunos tipos de cáncer de piel. Es posible que la fototerapia no sea adecuada para personas con antecedentes de cáncer de piel o que hayan tenido melanoma.

Radioterapia

La radioterapia (RT) utiliza radiación de alta energía de rayos X, fotones, electrones y otras fuentes para destruir las células cancerosas y reducir los tumores. La RT puede administrarse sola o junto con otros tratamientos. El tratamiento puede centrarse en tumores individuales, un área/región pequeña del cuerpo, toda la superficie de la piel o ganglios linfáticos específicos. La RT puede usarse como tratamiento complementario o cuidado paliativo para ayudar a aliviar la molestia o el dolor provocado por el cáncer. La RT en el LCCT suele implicar el uso de electrones que solo afecta a los tejidos a un par de milímetros de profundidad.

RTHE

La radioterapia de haz externo (RTHE) utiliza una máquina fuera del cuerpo para dirigir la radiación hacia los tumores o áreas del cuerpo.

Los tipos más comunes de RTHE que se puede usar para tratar el LCCT son los siguientes:

- La **radioterapia dirigida al lugar afectado (RTDLA)** aborda una zona específica de la piel. También puede usarse para tratar ganglios linfáticos específicos con cáncer.
- La **terapia de haz de electrones en toda la piel (TSEBT)** trata toda la superficie de la piel. Es posible que deba pararse en una plataforma giratoria para recibir este tratamiento.

Advertencias sobre interacciones de los medicamentos y suplementos

Es posible que se le pida que deje de tomar o evite ciertos suplementos herbarios cuando se someta a un tratamiento sistémico. Algunos suplementos pueden afectar la capacidad de un medicamento para realizar su función. Esto se conoce como interacción de los fármacos.

Es fundamental hablar con su equipo de atención sobre cualquier suplemento que esté tomando. Algunos ejemplos incluyen lo siguiente:

- Cúrcuma
- Ginkgo biloba
- Extracto de té verde
- Hierba de San Juan
- Antioxidantes

Ciertos medicamentos también pueden afectar la capacidad de un medicamento para realizar su función. Los antiácidos, los medicamentos para el corazón o la presión y los antidepresivos son solo algunos de los medicamentos que pueden interactuar con el tratamiento sistémico o los medicamentos del tratamiento complementario que se dan durante el tratamiento sistémico. Por eso es importante que informe a su equipo de atención sobre cualquier medicamento, vitaminas, medicamentos de venta libre (OTC), herbarios o suplementos que esté tomando.

Lleve una lista con usted a cada visita.

Tratamiento sistémico

El tratamiento sistémico actúa en todo el cuerpo. Incluye retinoides, quimioterapia, tratamiento dirigido e inmunoterapia. Los tratamientos sistémicos podrían usarse solos o en combinación con otros tratamientos.

Fotoféresis extracorpórea

La fotoféresis, también conocida como fotoféresis extracorpórea (FEC), es un tratamiento médico que extrae sangre del cuerpo mediante una máquina. La máquina separa los glóbulos blancos. Estos glóbulos blancos están expuestos a un medicamento llamado 8-metoxipsoraleno (8-MOP) seguido de radiación ultravioleta A (UVA). Luego, la sangre con los glóbulos blancos tratados regresa a su cuerpo.

Quimioterapia

La quimioterapia mata a las células de rápido crecimiento en todo el cuerpo, tanto las cancerosas como las normales. Hay muchos tipos de quimioterapia para tratar los linfomas cutáneos primarios.

Retinoides

Los retinoides son productos relacionados con la vitamina A que pueden detener el crecimiento de células cancerosas. Cuando se toman por boca (vía oral), actúan en todo el cuerpo.

El objetivo del tratamiento es mejorar su afección y mantener esta mejora durante el mayor tiempo posible.

Tratamiento dirigido

El tratamiento dirigido se centra en características específicas o únicas de las células cancerosas. Los tratamientos dirigidos buscan observar de qué manera las células cancerosas se desarrollan, se dividen y se mueven en el cuerpo. Estos medicamentos detienen la acción de las moléculas que colaboran con el crecimiento y la supervivencia de las células cancerosas.

Inmunoterapia

La inmunoterapia es un tratamiento con medicamentos que aumenta la actividad del sistema inmunitario. Al hacerlo, mejora la capacidad de su cuerpo de detectar y destruir células cancerosas. La inmunoterapia puede administrarse sola o junto con otros tipos de tratamiento.

Ensayos clínicos

Un ensayo clínico es un tipo de estudio de investigación médica. Después de desarrollar y analizar en un laboratorio nuevas formas posibles de tratar el cáncer, es necesario estudiarlas en las personas. Si en un ensayo clínico se determina que un fármaco, un dispositivo o un método de tratamiento es seguro y eficaz, es posible que lo apruebe la Administración de Alimentos y Medicamentos de los Estados Unidos (FDA).

Todas las personas con cáncer deben considerar atentamente todas las opciones de tratamiento que existen para tratar su tipo de cáncer, incluidos los tratamientos estándares y los ensayos clínicos. Converse con su médico para evaluar si tiene sentido participar en un ensayo clínico.

Fases

La mayoría de los ensayos clínicos del cáncer se centran en el tratamiento. Los ensayos de un tratamiento se realizan en fases.

- En los **ensayos de fase 1**, se estudian la dosis, la seguridad y los efectos secundarios de un medicamento en investigación o un método de tratamiento. También se buscan indicios tempranos de que el medicamento o el método es útil.
- En los **ensayos de fase 2**, se evalúa el grado en que un medicamento o método actúa contra un tipo de cáncer específico.
- En los **ensayos de fase 3**, se prueban el medicamento o el método en comparación con el tratamiento habitual. Si los resultados son buenos, puede ser aprobado por la FDA.
- En los **ensayos de fase 4**, se estudian la seguridad y el beneficio a largo plazo de un tratamiento aprobado por la FDA.

Dónde buscar ensayos clínicos

En los Estados Unidos

Centros oncológicos de NCCN
NCCN.org/cancercenters

The National Cancer Institute (NCI)
cancer.gov/about-cancer/treatment/clinical-trials/search

En el mundo

The U.S. National Library of Medicine (NLM)
clinicaltrials.gov

¿Necesita ayuda para buscar un ensayo clínico?

Servicio de Información de Cáncer (Cancer Information Service, CIS) del NCI
1.800.4.CANCER (1.800.422.6237)
cancer.gov/contact

¿Quién puede inscribirse?

Cada ensayo clínico tiene reglas para participar, llamadas criterios de elegibilidad. Las reglas pueden referirse a la edad, el tipo y el estadio del cáncer, los antecedentes de tratamiento, los análisis de laboratorio o la salud general. Estos requisitos garantizan que los participantes se asemejen en formas específicas y que el ensayo sea lo más seguro posible para los participantes.

Consentimiento informado

Los ensayos clínicos están a cargo de un grupo de expertos llamado equipo de investigación. El equipo de investigación revisará el estudio con usted en detalle, incluidos el propósito, y los riesgos y beneficios de participar. Toda esta información también se proporciona en un formulario de consentimiento informado. Lea el formulario detenidamente y haga preguntas antes de firmarlo. Tómese el tiempo que necesite para conversar con familiares, amigos u otras personas de su confianza. Tenga en cuenta que puede dejar el ensayo clínico y recibir un tratamiento fuera del ensayo clínico en cualquier momento.

Inicie la conversación

No espere a que su médico saque el tema de los ensayos clínicos. Inicie la conversación y conozca todas las opciones de tratamiento. Si encuentra un estudio para el que cree poder reunir los requisitos necesarios para participar, pregúntele a su equipo de atención si cumple con dichos requisitos. Si ya ha comenzado el tratamiento habitual, es posible que no pueda participar en ciertos ensayos clínicos. Trate de no desanimarse si no puede participar. Siempre surgen ensayos clínicos nuevos.

Preguntas frecuentes

Hay muchos mitos y conceptos erróneos en torno a los ensayos clínicos. Muchos de quienes padecen cáncer no entienden muy bien los posibles beneficios y riesgos.

¿Recibiré un placebo?

Los placebos (versiones inactivas de medicamentos reales) casi nunca se usan solos en los ensayos clínicos sobre el cáncer. Es común recibir el placebo con el tratamiento habitual o el medicamento nuevo con el tratamiento estándar. Antes de inscribirse, se le informará, verbalmente y por escrito, si el ensayo clínico tiene previsto el uso de un placebo.

¿Tengo que pagar para participar en un ensayo clínico?

Depende del estudio, su seguro de salud y el estado en el que vive. En general, los procedimientos, medicamentos o pruebas que se consideran tratamiento habitual se facturarán a usted o a su seguro, mientras que los que se consideran de investigación los cubre el patrocinador del ensayo. Su equipo de tratamiento y el equipo de investigación pueden ayudarla a determinar si debe pagar algo.

Trasplante de células hematopoyéticas

Una célula precursora hematopoyética es una célula inmadura que puede transformarse en cualquier tipo de célula sanguínea. El trasplante de células hematopoyéticas (TCH) reemplaza las células precursoras hematopoyéticas que han sido destruidas por las altas dosis de quimioterapia o radioterapia como parte del proceso de trasplante. Puede que lo conozca como trasplante de células hematopoyéticas (TCH) o trasplante de médula ósea (TMO). En este libro, se hará referencia como TCH. Los TCH se realizan en centros especializados.

Hay 2 tipos de TCH:

- **Autólogo**: se toman células precursoras de su cuerpo.
- **Alogénico**: las células precursoras provienen de un donante que puede o no ser su pariente.

En algunos casos, el TCH alogénico es una opción de tratamiento. Se usa para curar la MF y el SS. A continuación se describen los pasos del TCH alogénico.

Trasplante alogénico

El trasplante de células hematopoyéticas alogénico (TCH alogénico) utiliza células precursoras sanas de un donante. El donante puede o no ser su pariente. Antes de un TCH, se debe administrar un tratamiento para destruir las células de la médula ósea. Esto se conoce como acondicionamiento: crea espacio para las células precursoras sanas del donante y elimina las células restantes del linfoma. La sangre quedará debilitada después del acondicionamiento hasta que las células precursoras del donante se asienten y se conviertan en su nuevo suministro de sangre. El acondicionamiento también debilita el sistema inmunitario para que su cuerpo no destruya las células trasplantadas. La quimioterapia o la radiación se utilizan para el acondicionamiento.

Después del acondicionamiento, recibirá una transfusión de las células precursoras sanas de un donante compatible con usted. La transfusión es una inyección lenta de hemoderivados a través de una vena. Esto puede llevar varias horas. Las células precursoras trasplantadas llegarán a la médula ósea y se multiplicarán. Se formarán glóbulos sanguíneos nuevos y sanos. Esto se denomina incorporación del injerto. Suele llevar de 2 a 4 semanas. Hasta entonces, tendrá poca o ninguna defensa inmunitaria. Es posible que deba permanecer en una habitación muy limpia en el hospital o que le den antibióticos para prevenir o tratar infecciones. También se pueden necesitar transfusiones. Las transfusiones de glóbulos rojos se realizan para prevenir el sangrado y para tratar la anemia (cantidad de glóbulos rojos por debajo de lo normal). La transfusión de plaquetas se realiza para tratar la baja cantidad de plaquetas o el sangrado. Mientras espera que las células se injerten, es probable que sienta cansancio y debilidad.

El objetivo del trasplante es que el nuevo sistema inmunitario reconozca lo que queda del LCCT como un cuerpo extraño y lo destruya, y proporcionarle una médula ósea nueva y sana.

Posibles efectos secundarios

Cada tratamiento tiene efectos secundarios. Se realizarán controles para detectar infecciones, disminuciones de glóbulos que requieren transfusiones sanguíneas, recidivas de la enfermedad y enfermedad de injerto contra huésped (EICH). En la EICH, las células del donante atacan su tejido sano normal. Existen tratamientos para la EICH. Consulte a su equipo de atención sobre los posibles efectos secundarios o complicaciones del TCH y cómo esto podría afectar su calidad de vida.

Puede encontrar más información sobre el EICH en NCCN.org/patientguidelines y en la aplicación NCCN Patient Guides for Cancer.

Tratamiento complementario general

El tratamiento complementario es específico para sus necesidades. El tratamiento complementario se da para prevenir, reducir y aliviar el sufrimiento y mejorar la calidad de vida. El tratamiento complementario puede incluir alivio del dolor, cuidados paliativos, apoyo emocional o espiritual, ayuda económica y asesoramiento familiar. Indique a su equipo de atención cómo se siente y si sufre algún efecto secundario. Tratamiento de apoyo, mejor tratamiento complementario y cuidados paliativos suelen significar lo mismo.

Es muy importante cuidar de uno mismo a través de una buena alimentación, la ingesta de muchos líquidos, el ejercicio y las tareas que le den energía.

Efectos secundarios

Todos los tratamientos para el cáncer causan problemas de salud no deseados llamados efectos secundarios. Los efectos secundarios dependen de muchos factores. Estos factores incluyen el tipo de medicamento y la dosis, la duración del tratamiento y la persona. Algunos efectos secundarios pueden ser muy perjudiciales para su salud. Otros pueden ser simplemente desagradables. El tratamiento puede causar efectos secundarios graves. Algunos son muy graves.

Pida la lista completa de efectos secundarios de su tratamiento. Además, avise a su equipo de atención si tiene síntomas nuevos o si se ha agravado alguno de los síntomas que presentaba. Puede haber formas de ayudar a que se sienta mejor. También hay formas de prevenir algunos efectos secundarios. Se controlará de cerca que no tenga efectos secundarios.

Efectos tardíos

Los efectos tardíos son efectos secundarios que ocurren meses o años después de que se diagnostica una enfermedad o después de que se finaliza el tratamiento. Los efectos tardíos pueden ser causados por el cáncer o el tratamiento del cáncer. Pueden incluir problemas físicos, mentales, sociales y de salud, y cánceres secundarios. Cuanto antes se traten los efectos tardíos, mejor. Pregúntele a su equipo de atención qué efectos tardíos podrían presentarse. Esto lo ayudará a saber qué alternativa buscar.

Supervivencia

Una persona es sobreviviente del cáncer desde el momento del diagnóstico hasta el final de su vida. Después del tratamiento, se controlará su salud para determinar los efectos secundarios del tratamiento y la reaparición del cáncer. Esto es parte de su plan de atención de supervivencia. Es importante que no falte a las visitas de seguimiento y a las citas para los estudios de diagnóstico por imágenes. Busque una buena atención médica de rutina, incluidas visitas regulares al médico para atención preventiva y estudios de detección de cáncer.

El plan de atención de supervivencia personalizado incluye un resumen de los posibles efectos a largo plazo del tratamiento, llamados efectos tardíos, y enumera las pruebas de seguimiento. Consulte cómo coordinará su proveedor de atención primaria con los especialistas para su atención de seguimiento.

Puntos clave

- El LCCT es tratable, pero generalmente no se puede curar. Puede vivir mucho tiempo y de manera saludable si recibe atención y control continuos.
- La terapia dirigida a la piel se centra en la piel e incluye la terapia tópica, la radiación local y la fototerapia.
- El tratamiento sistémico actúa en todo el cuerpo. Incluye quimioterapia, tratamiento dirigido, inmunoterapia, fotoféresis extracorpórea (FEC) y retinoides.
- La radioterapia (RT) utiliza radiación de alta energía de rayos X, electrones, fotones y otras fuentes para destruir las células cancerosas y reducir los tumores.
- Los ensayos clínicos estudian la seguridad y la utilidad de las pruebas y tratamientos del cáncer para las personas.
- El tratamiento complementario es atención médica que alivia los síntomas causados por el cáncer o su tratamiento y mejora la calidad de vida.
- Todos los tratamientos para el cáncer causan problemas de salud no deseados llamados efectos secundarios. Se le realizarán controles para detectar efectos secundarios, infecciones y otros problemas relacionados con el tratamiento.

Todos los tratamientos para el cáncer causan problemas de salud no deseados llamados efectos secundarios. Es importante que le informe a su equipo de atención sobre todos sus efectos secundarios para que se puedan controlar.

5
Micosis fungoide

La micosis fungoide es una enfermedad crónica que comienza en la piel, pero en estadios avanzados puede extenderse a los ganglios linfáticos, la sangre u otros órganos. Dependiendo del estadio del cáncer, el tratamiento puede ser una terapia dirigida a la piel o una combinación de tratamiento sistémico y terapia dirigida a la piel. El objetivo del tratamiento es mejorar su afección y mantener esta mejora durante el mayor tiempo posible. Juntos, usted y su equipo de atención elegirán el plan de tratamiento que sea mejor para usted.

El objetivo del tratamiento es mejorar su afección y mantener esta mejora durante el mayor tiempo posible. El tratamiento se basará en el estadio del cáncer, en los tratamientos que se administraron antes y otros factores. Si se sospecha cáncer en la sangre (afectación B1), el tratamiento puede seguir el correspondiente al estadio 3 (enfermedad eritrodérmica).

Estadio 1A

En el estadio 1A, el cáncer se limita a una zona pequeña de la piel (T1). La cantidad de cáncer se determina evaluando qué porcentaje de la piel se ve afectada por el linfoma. Una mano equivale al uno por ciento (1 %) del área de superficie corporal (ASC). En el estadio 1A, menos del 10 % de la piel (ASC) está cubierta por manchas, pápulas o placas.

Tratamiento primario

El tratamiento primario es el primer tratamiento administrado. Las alternativas de tratamiento se centran en terapias dirigidas a la piel. Estos tratamientos se pueden administrar solos o con otras terapias dirigidas a la piel o tratamientos sistémicos (con medicamentos). Entre las alternativas de los tratamientos sistémicos preferidos se encuentran el bexaroteno (Targretin), interferón o metotrexato.

- Una respuesta completa (RC) se describe como remisión o un período sin enfermedad. Para mantener la remisión el mayor tiempo posible, se suele administrar un tratamiento de mantenimiento. El tratamiento de mantenimiento consiste en la misma terapia, pero con una dosis más baja.
- Si hay una respuesta parcial (RP), el tratamiento está funcionando, pero el cáncer sigue presente. Es probable que continúe con el mismo tratamiento hasta alcanzar una RC.

Recidiva

Cuando el cáncer regresa después de un período sin enfermedad, esto se conoce como recidiva. La recidiva puede darse después de una RC o RP. El tratamiento se basa según el estadio del cáncer.

Progresión

La progresión de la enfermedad indica que el cáncer está creciendo o se está propagando. Si el cáncer progresa más allá del estadio 1A, el tratamiento debe basarse en el nuevo estadio.

Persistencia

La enfermedad de la piel en el estadio T1 que persiste, pero que no ha progresado, puede tratarse con una terapia dirigida a la piel diferente. El tratamiento tiene como objetivo reducir la cantidad de cáncer antes de comenzar el tratamiento para la enfermedad resistente al tratamiento.

Resistencia

Cuando el cáncer parece resistir a diversos tratamientos, se dice que es resistente al tratamiento. El tratamiento puede ser un tratamiento sistémico con o sin terapias dirigidas a la piel como las incluidas para los estadios 1B y 2A, la radioterapia si no se administró antes o un ensayo clínico.

Estadios 1B y 2A

En el estadio 1B, las manchas, pápulas o placas cubren más del 10 % de la piel (T2). No se encuentra cáncer en los ganglios linfáticos (N0) ni los órganos viscerales (M0).

En el estadio 2A, una extensión de la superficie de la piel está cubierta con manchas o placas (T1 o T2). Hay cierta afectación de los ganglios linfáticos, pero no lo suficiente como para alterar la estructura de los ganglios linfáticos (N1 o N2). Si se detecta cáncer en la sangre (B1), podría tratarse como una enfermedad eritrodérmica en estadio 3.

El tratamiento para los estadios 1B y 2A se basa en el grado de enfermedad de la piel, que se denomina carga. Cuanto menor sea el grado de enfermedad de la piel, más baja será la carga de enfermedad cutánea.

Micosis fungoide

Ejemplo de lesiones cutáneas de micosis fungoide que se encuentran en el brazo.

Crédito: https://commons.wikimedia.org/wiki/File:Mycosis_fungoide.JPG

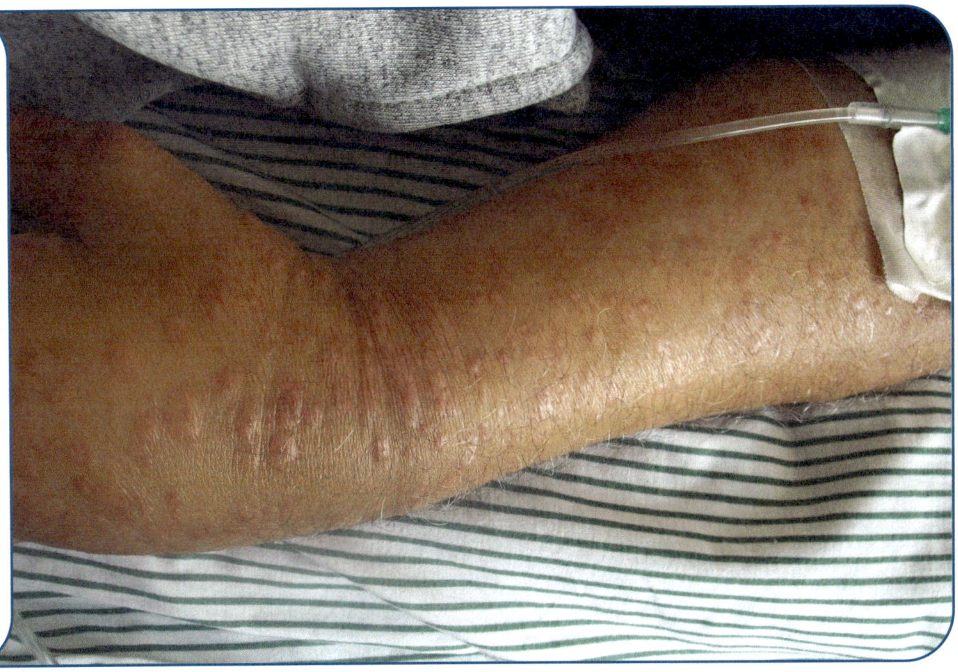

Carga de enfermedad cutánea baja

La carga de la enfermedad cutánea baja es principalmente una enfermedad en manchas. Se ve afectada una zona limitada de la piel. El tratamiento se centra en terapias limitadas o locales dirigidas a la piel. Estos tratamientos se pueden administrar solos o en combinación con otras terapias dirigidas a la piel o tratamientos sistémicos. Para ver opciones de tratamiento sistémico, **consulte la Guía 3.**

Carga de enfermedad cutánea alta

La carga de enfermedad cutánea alta es principalmente una enfermedad en placas. El objetivo del tratamiento es mejorar su afección y reducir la carga de cáncer.

Las alternativas de tratamiento incluyen lo siguiente:

- Terapias dirigidas a la piel para afectación de la piel general.
- Tratamiento sistémico solo o con terapias dirigidas a la piel. Para ver opciones de tratamiento sistémico, **consulte la Guía 3.**

Recidiva

Cuando el cáncer regresa después de un período sin enfermedad, esto se conoce como recidiva. El tratamiento se basará en el estadio del cáncer, en los tratamientos que se administraron antes y otros factores.

Progresión

Si el cáncer se reestadificará si progresa a un estadio más allá del 1B o 2A. El tratamiento se basará en el nuevo estadio.

Persistencia

La enfermedad persistente es aquella que permanece después de completar el tratamiento primario. El tratamiento tiene como objetivo reducir la cantidad de cáncer antes de elegir el tratamiento para la enfermedad resistente al tratamiento.

Guía 3 Tratamientos sistémicos preferidos: Estadios 1B y 2A
Bexaroteno (Targretin)
Brentuximab vedotina (Adcetris)
Interferón
Metotrexato
Mogamulizumab (Poteligeo)
Romidepsina (Istodax)
Vorinostat (Zolinza)

Resistencia

Cuando el cáncer parece resistir a diversos tratamientos, se dice que es resistente al tratamiento.

Las alternativas de tratamiento incluyen lo siguiente:

- Ensayo clínico.
- Terapia de haz de electrones en toda la piel (TSEBT), si no se administró antes.
- Tratamientos descritos a continuación para el estadio 2B.

Estadio 2B

El estadio 2B también se denomina enfermedad en estadio tumoral. En este estadio, se encuentran uno o más tumores de 1 cm o de mayor tamaño en la piel. El tratamiento se basa en si los tumores son limitados o generalizados. Se pueden encontrar células T anormales en los ganglios linfáticos o en la sangre.

Tumores limitados

Las alternativas de tratamiento incluyen lo siguiente:

- Radioterapia local (RT) o terapia dirigida a la piel.
- Tratamiento sistémico con o sin RT local. Se puede incorporar otra terapia dirigida a la piel. Para ver las alternativas de tratamiento sistémico preferidas, **consulte la Guía 4.**

Tumores generalizados

El objetivo es reducir la cantidad de cáncer en el cuerpo y prevenir su extensión.

Las alternativas de tratamiento incluyen lo siguiente:

- TSEBT.
- Tratamiento sistémico solo o con terapias dirigidas a la piel. Para ver las alternativas de tratamiento sistémico preferidas, **consulte la Guía 4.**

Recidiva

Cuando el cáncer regresa después de un período sin enfermedad, esto se conoce como recidiva. La recidiva puede presentarse después de una respuesta completa o parcial al tratamiento primario. Es posible que el cáncer se reestadifique. Dependiendo del estadio, se podría administrar el mismo tratamiento u otro.

Guía 4
Tratamientos sistémicos preferidos: Estadio 2B

Tumores limitados	• Bexaroteno • Brentuximab vedotina • Interferón • Metotrexato • Mogamulizumab • Romidepsina
Tumores generalizados	• Bexaroteno • Brentuximab vedotina • Denileucina diftitox-cxdl • Gemcitabina • Interferón • Doxorrubicina liposomal • Metotrexato • Mogamulizumab • Pralatrexato • Romidepsina • Retinoide con interferón

Progresión

Si el cáncer se propaga o avanza a un estadio más allá del 2B, el cáncer se reestadificará. El tratamiento se basará en el nuevo estadio.

Persistencia

La persistencia es aquella enfermedad que permanece después de completar el tratamiento primario o principal. Se indica un tratamiento que no se haya administrado anteriormente. El objetivo es reducir la cantidad de cáncer antes de elegir el tratamiento para la enfermedad resistente al tratamiento.

Resistencia

Cuando el cáncer parece resistir a diversos tratamientos, se dice que es resistente al tratamiento.

Las alternativas de tratamiento incluyen lo siguiente:

- Terapia de haz de electrones en toda la piel (TSEBT).
- Tratamiento sistémico si hay transformación de células grandes (TCG). Consulte la página 48.
- Otros tratamientos sistémicos.
- Ensayo clínico.
- TCH alogénico.

Un TCH no es una alternativa para todas las personas. Funciona mejor cuando el linfoma responde al tratamiento. La TCG puede suceder en cualquier estadio y se identifica por la presencia de células grandes en la biopsia de piel o ganglios linfáticos.

Estadio 3

El estadio 3 también se denomina enfermedad eritrodérmica. En la enfermedad eritrodérmica, casi toda la piel se observa enrojecida (eritema). El cáncer puede encontrarse en los ganglios linfáticos (cualquier estadio N) o en la sangre (B1). Se indica el tratamiento sistémico con terapia dirigida a la piel.

Como la eritrodermia cubre gran parte del cuerpo, las terapias dirigidas a la piel serán para la afectación generalizada. Esto incluye la fototerapia, los corticosteroides tópicos, la mecloretamina tópica y la terapia de haz de electrones en toda la piel (TSEBT).

Para ver las alternativas de tratamiento sistémico preferidas, **consulte la Guía 5.**

Guía 5 Tratamientos sistémicos preferidos: Estadio 3
Bexaroteno
Brentuximab vedotina
Fotoféresis extracorpórea (FEC)
Interferón
Metotrexato
Mogamulizumab
Romidepsina
FEC con interferón o retinoide
FEC con interferón y retinoide
Retinoide con interferón

Estadio 4

El estadio $4A_1$ corresponde al síndrome de Sézary y se detalla en el *Capítulo 6: Síndrome de Sézary.*

Enfermedad no Sézary (estadio 4A2)

En la enfermedad no Sézary en estadio 4A2 la piel puede estar en cualquier estadio (cualquier estadio T). Los linfocitos T anormales han alterado la estructura de los ganglios linfáticos (N3). Es posible encontrar cáncer en la sangre. El tratamiento es el tratamiento sistémico. Es posible sumar la radioterapia para tratar las lesiones cutáneas. Un ensayo clínico o un trasplante de células hematopoyéticas (TCH) alogénico también son alternativas posibles. El TCH no es una alternativa para todas las personas. Pregúntele a su equipo de atención por qué un tratamiento podría ser mejor que otro.

Enfermedad visceral (estadio 4B)

La enfermedad visceral es un tipo de cáncer que se ha extendido o ha hecho metástasis en un órgano sólido como el bazo o el hígado. Se realizarán estudios de diagnóstico por imágenes para confirmar la enfermedad visceral y podrían usarse para determinar cómo responde el cuerpo al tratamiento.

En el estadio 4B, el cáncer ha hecho metástasis (M1) en órganos internos (viscerales) o en la médula ósea. La piel puede estar en cualquier estadio (cualquier estadio T). Los ganglios linfáticos y la sangre pueden estar en cualquier estadio (cualquier estadio N o B).

La enfermedad en estadio 4B puede presentarse en la micosis fungoide (MF) o en el síndrome de Sézary (SS). Se indica el tratamiento sistémico solo o con radioterapia. El tratamiento sistémico actúa en todo el cuerpo para reducir la cantidad de cáncer en los órganos y la sangre. Incluye retinoides, quimioterapia, tratamiento dirigido e inmunoterapia. Es posible sumar la radioterapia para tratar las lesiones cutáneas. Un ensayo clínico o un TCH alogénico también son alternativas posibles.

Tratamientos sistémicos preferidos para la MF en estadio 4

- Bexaroteno
- Gemcitabina
- Doxorrubicina liposomal
- Pralatrexato
- Romidepsina

Transformación de células grandes

Descripción general

La transformación de células grandes (TCG) se produce cuando un grupo específico de células tumorales de micosis fungoide (MF) presenta cambios moleculares o genéticos que hacen que crezcan en tamaño. La TCG puede suceder en cualquier estadio y se identifica por la presencia de células grandes en la biopsia de piel o ganglios linfáticos.

Si se sospecha que hay TCG, es posible que deba realizarse una biopsia. La TCG se diagnostica cuando hay células grandes en más del veinticinco por ciento (25 %) de células tumorales en la biopsia de una lesión cutánea. Esto significa que se encuentra una célula grande en más de 1 de cada 4 células tumorales. Normalmente, la micosis fungoide (MF) crece y progresa lentamente, pero a veces se transforma en TCG y puede volverse más agresiva. El objetivo del tratamiento es ralentizar el crecimiento de la TCG.

Lesiones limitadas con TCG

Si hay una cantidad limitada de lesiones con TCG, las lesiones pueden tratarse con radioterapia (RT).

Lesiones generalizadas con TCG

Las alternativas de tratamiento para las lesiones cutáneas generalizadas con TCG incluyen la terapia de haz de electrones en toda la piel (TSEBT) o el tratamiento sistémico con terapia dirigida a la piel. El tratamiento sistémico ayudará a controlar la TCG detectada en órganos y lesiones cutáneas. Se pueden realizar estudios de diagnóstico por imágenes y otras pruebas si se sospecha una enfermedad en los ganglios linfáticos o en los órganos internos (viscerales).

Las alternativas preferidas de tratamiento sistémico son las siguientes:

- Brentuximab vedotina
- Gemcitabina
- Doxorrubicina liposomal
- Pralatrexato
- Romidepsina
- Tratamiento sistémico para linfomas de células T

Recidiva

Cuando el cáncer regresa después de un período sin enfermedad, esto se conoce como recidiva. El tratamiento puede ser el mismo que antes, un ensayo clínico o un trasplante de células hematopoyéticas (TCH) alogénico. El tratamiento de la MF se basará según el estadio del cáncer.

Persistencia

Cuando la TCG persiste, pero no ha progresado, el tratamiento se centrará en reducir la cantidad de cáncer antes de iniciar el tratamiento de la enfermedad resistente.

Resistencia

Cuando el cáncer parece resistir a diversos tratamientos, se dice que es resistente al tratamiento. El tratamiento puede ser un ensayo clínico, un tratamiento sistémico o un TCH alogénico.

Puntos clave

- En el estadio 1A, el cáncer se limita a una zona pequeña de la piel. Menos del 10 % de la piel (ASC) está cubierta por manchas, pápulas o placas. El tratamiento es una terapia dirigida a la piel.
- El tratamiento para los estadios 1B y 2A se basa en el grado de enfermedad de la piel.
- El estadio 2B también se denomina enfermedad en estadio tumoral. El tratamiento se basa en si los tumores son limitados o generalizados.
- El estadio 3 también se denomina enfermedad eritrodérmica. En la enfermedad eritrodérmica, casi toda la piel se observa enrojecida (eritema). Se indica el tratamiento sistémico con terapia dirigida a la piel.
- En la enfermedad en estadio $4A_2$, Los linfocitos T anormales han alterado la estructura de los ganglios linfáticos (N3). Es posible encontrar cáncer en la sangre.
- En la enfermedad visceral en estadio 4B, el cáncer se encuentra en un órgano interno sólido, como el bazo o el hígado, o en la médula ósea.
- La transformación de células grandes (TCG) puede suceder en cualquier estadio y se identifica por la presencia de células grandes en la biopsia de piel o ganglios linfáticos.

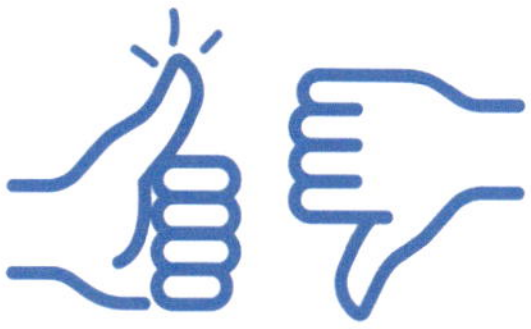

¡Cuéntenos qué opina!

Tómese un momento para completar una encuesta en línea sobre NCCN Guidelines for Patients.

NCCN.org/patients/response

6

Síndrome de Sézary

En el síndrome de Sézary (SS), las células T cancerosas llamadas células de Sézary pueden encontrarse en la piel, la sangre y los ganglios linfáticos. Es posible encontrar cáncer en un órgano interno sólido, como el hígado o el bazo, o en la médula ósea. Se indica una combinación de tratamiento sistémico (con medicamentos) y una terapia dirigida a la piel. Juntos, usted y su equipo de atención elegirán el plan de tratamiento que sea mejor para usted.

Descripción general

En el síndrome de Sézary (SS), se detecta en la sangre una gran cantidad de células T cancerosas llamadas células de Sézary. Las células T cancerosas también se pueden encontrar en la piel, los ganglios linfáticos o los órganos internos. Es muy frecuente el agrandamiento de los ganglios linfáticos (linfadenopatía). Es posible que una erupción roja generalizada llamada eritrodermia cubra gran parte del cuerpo.

El SS utiliza el mismo sistema de estadificación que la micosis fungoide, pero se trata de manera diferente. El SS puede estar en el estadio $4A_1$, $4A_2$ o 4B. La piel puede estar en cualquier estadio (cualquier estadio T). El diagnóstico de SS requiere la afectación en sangre en estadio B2, lo que significa que hay un alto porcentaje de células de Sézary en la sangre. El cáncer se puede detectar en la médula ósea (M1A) o en órganos internos (M1B).

Eritrodermia

La eritrodermia es la inflamación grave de gran parte de la superficie de la piel del cuerpo. Puede tener el aspecto de una quemadura solar o de manchas grandes.

Crédito: https://commons.wikimedia.org/wiki/File:Sezery2.jpg

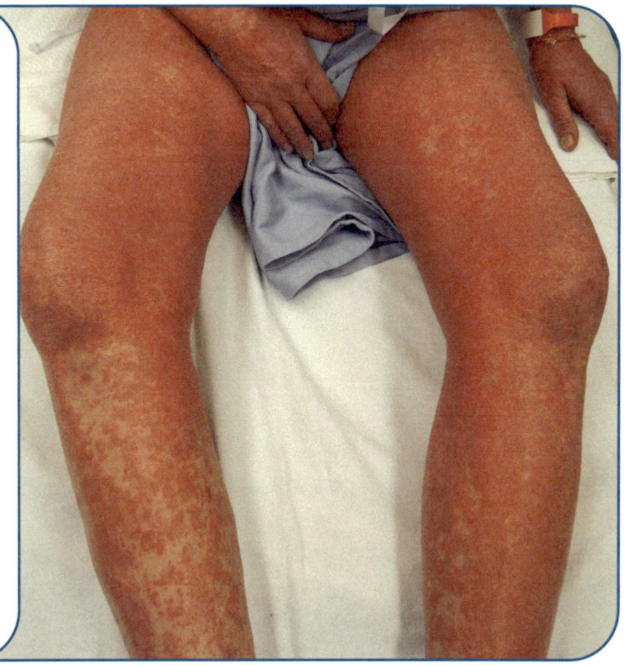

Tratamiento

El tratamiento se basa en si la carga de enfermedad es alta o baja. La carga se refiere a la cantidad de enfermedad en el cuerpo. El objetivo del tratamiento es reducir la carga de enfermedad combinando el tratamiento sistémico con la terapia dirigida a la piel.

Recidiva

Cuando el cáncer regresa después de un período sin enfermedad, esto se conoce como recidiva. La recidiva puede presentarse después de una respuesta completa o parcial. El tratamiento se basa en la carga de la enfermedad. Puede ser el mismo tratamiento que el anterior o uno diferente que figura en la lista.

Persistencia

La enfermedad persistente debe tratarse con un tratamiento sistémico diferente al anterior. El objetivo es mejorar la respuesta antes de pasar al tratamiento para la enfermedad resistente.

Resistencia

Cuando el cáncer parece resistir a diversos tratamientos, se dice que es resistente al tratamiento.

Las alternativas de tratamiento incluyen lo siguiente:

- Ensayo clínico.
- Tratamiento sistémico. Es posible sumar la radioterapia para tratar la piel.
- TCH alogénico.

El TCH no es una alternativa para todas las personas. Pregúntele a su equipo de atención qué alternativa podría ser mejor para su tipo de SS. Sus deseos siempre son importantes.

Regímenes farmacológicos preferidos para el síndrome de Sézary

Carga de la enfermedad baja a intermedia

- Bexaroteno
- Fotoféresis extracorpórea (FEC)
- Interferón
- Metotrexato
- Mogamulizumab
- Romidepsina
- Vorinostat
- FEC con interferón o retinoide
- FEC con interferón y retinoide
- Retinoide con interferón

Carga de la enfermedad alta

- Mogamulizumab
- Romidepsina
- FEC con interferón o retinoide
- FEC con interferón y retinoide
- Retinoide con interferón

Enfermedad visceral

La enfermedad visceral corresponde al estadio 4B. En este caso, el cáncer que se ha extendido o ha hecho metástasis en un órgano interno sólido como el bazo o el hígado. Los estudios de diagnóstico por imágenes se realizan para confirmar la enfermedad visceral y podrían usarse para determinar cómo responde el cuerpo al tratamiento.

En el estadio 4B, el cáncer ha hecho metástasis en la médula ósea (M1A) o en los órganos internos (viscerales) (M1B). La piel puede estar en cualquier estadio (cualquier estadio T). Los ganglios linfáticos y la sangre pueden estar en cualquier estadio (cualquier estadio N o B). Esto significa que puede haber cáncer o no en los ganglios linfáticos o en la sangre.

Tanto la micosis fungoide (MF) como el síndrome de Sézary (SS) pueden ser una enfermedad visceral en estadio 4B. Se indica el tratamiento sistémico solo o con radioterapia. El tratamiento sistémico actúa en todo el cuerpo para reducir la cantidad de cáncer en los órganos y la sangre. Incluye retinoides, quimioterapia, tratamiento dirigido e inmunoterapia. La radioterapia puede utilizarse para tratar las lesiones cutáneas.

Puntos clave

- En el síndrome de Sézary (SS), se detecta en la sangre una gran cantidad de células T cancerosas llamadas células de Sézary. Las células T cancerosas también se pueden encontrar en la piel, los ganglios linfáticos o los órganos internos.
- Es posible que una erupción roja generalizada llamada eritrodermia cubra gran parte del cuerpo. El eritrodermia es producto de las células T anormales llamadas células de Sézary.
- Es muy frecuente el agrandamiento de los ganglios linfáticos (linfadenopatía).
- Se indica una combinación de tratamiento sistémico (con medicamentos) y una terapia dirigida a la piel.
- El objetivo del tratamiento es reducir la cantidad de cáncer en el cuerpo y prevenir su extensión.

7
PCTLD CD30+

En los trastornos linfoproliferativos cutáneos primarios de células T CD30+ (PCTLD), las células T o los linfocitos T son CD30 positivos (CD30+) crecen y causan lesiones o nódulos cutáneos. Los tipos de PCTLD incluyen linfoma anaplásico de células grandes (LACG) cutáneo, papulosis linfomatoide (PL) y casos límite.

Descripción general

Los trastornos linfoproliferativos cutáneos primarios de células T CD30+ (PCTLD) son un grupo de enfermedades que incluyen el linfoma anaplásico de células grandes (LACG) cutáneo, la papulosis linfomatoide (PL) y casos límite con características superpuestas. En PCTLD, se encuentra una proteína llamada CD30 en la superficie de las células T. Esto se conoce como CD30 positivo o CD30+. Estas células CD30+ crecen sin control (proliferan) y causan lesiones o nódulos cutáneos. Por lo general, en el PCTLD, más del setenta y cinco por ciento (75 %) de las células T son CD30+. Esto significa que al menos 3 de cada 4 células T tienen en su superficie una proteína llamada CD30 (CD30+).

El diagnóstico busca distinguir el linfoma anaplásico de células grandes cutáneo primario (LACG-CP) de la PL. El diagnóstico se basa en el aspecto de las lesiones y en cómo se comporta la enfermedad a lo largo del tiempo. Puede realizarse una biopsia de la piel.

Los tipos de PCTLD que se analizan en este capítulo incluyen los siguientes:

- El **linfoma anaplásico de células grandes cutáneo primario (LACG-CP)** se define por la presencia de células grandes anaplásicas. Las lesiones aparecen en la piel como una o más lesiones o nódulos rojos y elevados. Las células anaplásicas son células anormales de rápido crecimiento. El LACG-CP comienza en la piel y puede extenderse a los ganglios linfáticos.
- La **papulosis linfomatoide (PL)** es una afección benigna, crónica, recurrente que se cura sola. Las lesiones cutáneas papuloganglionares aparecen en la piel como pequeñas protuberancias y nódulos.

Además, una persona puede tener tanto PCTLD como micosis fungoide (MF). La MF o síndrome de Sézary (SS) que es CD30+ no es lo mismo que PCTLD. Las células de Sézary suelen ser CD30-.

LACG cutáneo primario

El linfoma anaplásico de células grandes (LACG) puede encontrarse en la piel, los ganglios linfáticos o en otros órganos del cuerpo. Cuando el LACG se manifiesta en la piel, se denomina LACG cutáneo primario (LACG-CP) o LACG cutáneo. El LACG-CP también se puede encontrar en los ganglios linfáticos cercanos (regionales). En ocasiones, el LACG cutáneo puede extenderse más allá de la piel y de los ganglios linfáticos a los órganos. Si esto sucede, suele tratarse como LACG sistémico.

Para el tratamiento del LACG sistémico, consulte *NCCN Guidelines for Patients: Linfomas de células T periféricas* en NCCN.org/patientguidelines y en la aplicación NCCN Patient Guides for Cancer.

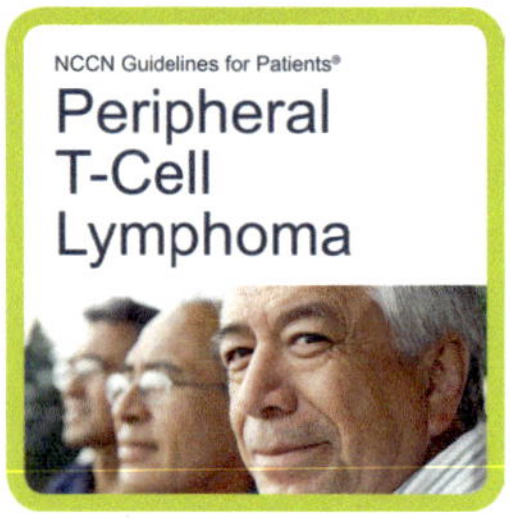

Tratamiento

El LACG-CP suele ser una enfermedad persistente de crecimiento lento (inactivo) con lesiones que pueden desaparecer (retroceder). Las lesiones suelen reaparecer pero parecen responder bien al tratamiento. Sin embargo, no todas las personas con la enfermedad responden al tratamiento de la misma manera. El tratamiento del LACG-CP se basa en la cantidad de lesiones y su localización.

Lesiones únicas o agrupadas

El tratamiento primario es el primer tratamiento. El tratamiento busca eliminar la lesión. Esto se puede lograr mediante radioterapia dirigida al lugar afectado (RTDLA), cirugía (escisión) o ambas. La RTDLA es más común.

Después de una respuesta al tratamiento, se le realizarán controles para detectar la recurrencia. La recurrencia o recidiva es la reaparición de una o más lesiones. Si una lesión regresa y se limita a la piel, es posible que se lo vuelva a tratar con RTDLA, cirugía o ambas. A veces, la observación (ningún tratamiento) es una opción si las lesiones no causan síntomas (asintomáticas). Si no hay respuesta o las lesiones parecen resistentes al tratamiento, se lo tratará como se describe a continuación para las lesiones multifocales.

Lesiones multifocales

Cuando hay lesiones en múltiples ubicaciones, el tratamiento primario se centra en el tratamiento sistémico, como brentuximab vedotina (Adcetris). Se pueden administrar otros tratamientos sistémicos solos o con terapia dirigida a la piel.

Después de una respuesta al tratamiento, se lo observará para detectar la recurrencia. La recurrencia o recidiva es la reaparición de las lesiones multifocales. En caso de recidiva, falta de respuesta o lesiones que parecen resistentes al tratamiento, las opciones incluyen lo siguiente:

- Ensayo clínico.
- Mismo tratamiento que antes (a menos que haya resistencia o intolerancia).
- Tratamiento diferente al de antes.
- Otros tratamientos sistémicos, como los que se encuentran en la transformación de células grandes en el *Capítulo 6: Micosis fungoide.*

LACG-CP con afectación de los ganglios linfáticos regionales

El LACG-CP puede afectar la piel y los ganglios linfáticos cercanos (regionales). Se recomienda realizar una biopsia de ganglios linfáticos para confirmar la enfermedad. El tratamiento busca reducir la cantidad de lesiones cutáneas y enfermedad en los ganglios linfáticos. El tratamiento preferido es brentuximab vedotina (Adcetris) con o sin radioterapia dirigida al lugar afectado (RTDLA) en los ganglios linfáticos y las lesiones cutáneas primarias. Se pueden administrar otros tratamientos sistémicos.

Después de una respuesta al tratamiento, se lo observará para detectar la recurrencia. La recurrencia o la recidiva es la reaparición de la enfermedad. En caso de recidiva, falta de respuesta o lesiones que parecen resistentes al tratamiento, las opciones incluyen lo siguiente:

- Ensayo clínico.
- Mismo tratamiento que antes (a menos que haya resistencia o intolerancia).
- Tratamiento diferente al de antes.
- Otros tratamientos sistémicos, como los que se encuentran en la transformación de células grandes en el *Capítulo 6: Micosis fungoide*.

PL

La papulosis linfomatoide (PL) es una enfermedad benigna, crónica y recurrente del sistema inmunitario. Las lesiones aparecen en la piel como pequeñas protuberancias y nódulos llamados lesiones cutáneas papuloganglionares. PL es un trastorno linfoproliferativos de células T CD30+ cutáneo primario (PCTLD) Los trastornos linfoproliferativos suelen tratarse como cáncer, pero no lo son.

Sus preferencias sobre el tratamiento siempre son importantes. Si tiene creencias religiosas o personales sobre ciertos tipos de tratamiento, coméntelas con su equipo de atención para que conozcan sus deseos.

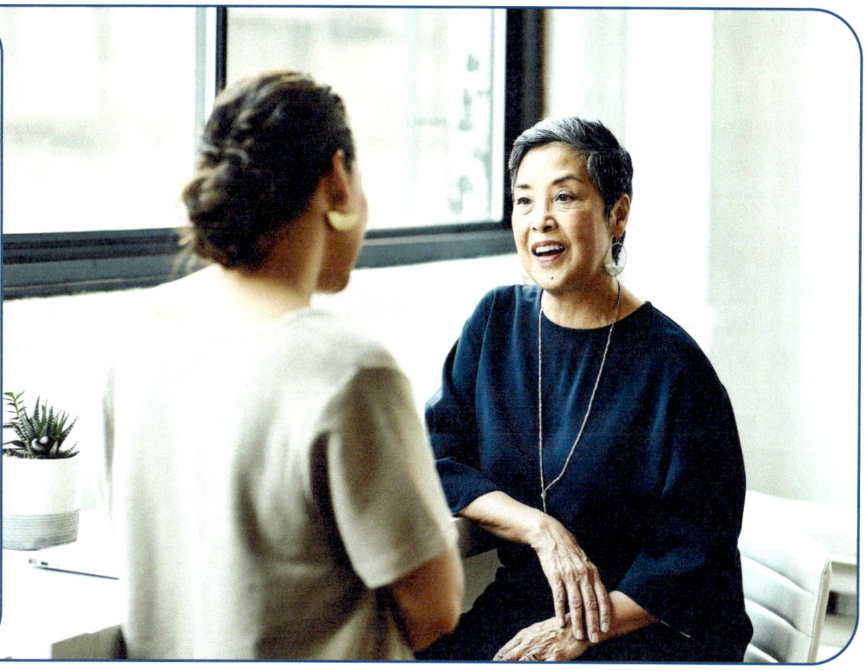

Tratamiento de lesiones limitadas

- **Sin síntomas**: una persona asintomática no tiene síntomas. La observación es la opción preferida para aquellos con lesiones limitadas que son asintomáticos. Los esteroides tópicos también son una opción.
- **Con síntomas**: si tiene lesiones limitadas con síntomas, el tratamiento busca aliviarlos. Los esteroides tópicos y la fototerapia son comunes. La observación también es una opción.
- **Si la enfermedad responde al tratamiento**, continuará con el mismo tratamiento.
- **Si no hay respuesta o la enfermedad es resistente**, las opciones son buscar otro tratamiento o participar en un ensayo clínico.

Tratamiento de lesiones generalizadas

El tratamiento de las lesiones generalizadas busca reducir la cantidad de lesiones y las molestias que puedan causar. Esto se puede hacer mediante tratamientos sistémicos o terapias dirigidas a la piel. Se prefiere la observación para las personas sin síntomas (asintomáticas).

- **Si la enfermedad responde al tratamiento**, se observará si hay recurrencia. La recurrencia o la recidiva es la reaparición de la enfermedad.
- **En caso de recidiva**, las opciones son un ensayo clínico, la observación, el mismo tratamiento que antes o un tratamiento diferente al anterior.
- **Si no hay respuesta o la enfermedad es resistente**, las opciones son buscar un tratamiento que no se haya administrado, brentuximab vedotina o un ensayo clínico. Cuando el cáncer parece resistir a diversos tratamientos, se dice que es resistente al tratamiento.

Seguimiento

Las personas con PL corren el riesgo de desarrollar otro tipo de linfoma. Se deberá hacer un seguimiento de por vida. Su médico debe realizar un examen minucioso de la piel durante cada visita de seguimiento. Pregunte cómo lo controlarán y con qué frecuencia debe hacerse un chequeo.

Puntos clave

- En los trastornos linfoproliferativos cutáneos primarios de células T CD30+ (PCTLD), las células T o los linfocitos T son CD30 positivos (CD30+) crecen y causan lesiones o nódulos cutáneos.
- Los tipos de PCTLD incluyen linfoma anaplásico de células grandes (LACG) cutáneo, papulosis linfomatoide (PL) y casos límite.
- El diagnóstico busca distinguir entre LACG cutáneo y PL.
- El LACG cutáneo aparece en la piel como una o más lesiones o nódulos elevados y puede encontrarse en los ganglios linfáticos.
- PL es una enfermedad benigna (no cancerosa), crónica y recurrente del sistema inmunitario.
- El tratamiento de PL incluye tratamiento sistémico o terapia dirigida a la piel. La participación en un ensayo clínico puede ser una opción.
- Una persona puede tener tanto PCTLD como micosis fungoide (MF).

8

Toma de decisiones sobre el tratamiento

Es importante que se sienta cómodo con el tratamiento del cáncer que elija. Esta elección comienza cuando tiene una conversación franca y honesta con su equipo de atención.

Es su decisión

Al tomar decisiones compartidas, usted y su equipo de atención comparten información, conversan sobre las opciones y se ponen de acuerdo respecto del plan de tratamiento. Esto comienza con una conversación franca y honesta entre usted y su equipo de atención.

Las decisiones acerca del tratamiento son muy personales. Lo que es importante para usted puede no serlo para otra persona. Algunas cosas que pueden afectar su toma de decisiones:

- Lo que usted desea y en qué difiere de lo que desean los demás.
- Sus creencias religiosas y espirituales.
- Lo que piensa acerca de determinados tratamientos.
- Lo que piensa en cuanto al dolor o los efectos secundarios.
- El costo del tratamiento, el traslado hasta los centros de tratamiento y el tiempo lejos de la escuela o el trabajo.
- La calidad de vida y la longevidad.
- Lo activo que es usted y las actividades que le resultan importantes.

Piense en lo que desea obtener del tratamiento. Hable francamente de los riesgos y los beneficios que conllevan los tratamientos y procedimientos específicos. Pondere las opciones y hable de sus inquietudes con su equipo de atención.

Si se toma el tiempo de entablar una relación con su equipo de atención, lo ayudará a sentir apoyo cuando considere las alternativas y tome decisiones sobre el tratamiento.

Segunda opinión

Es normal querer comenzar el tratamiento lo antes posible. Si bien el cáncer no puede ignorarse, hay tiempo para que otro médico analice los resultados de sus estudios y sugiera un plan de tratamiento. Esto se llama buscar una segunda opinión y es una parte habitual del tratamiento del cáncer. ¡Los médicos también buscan segundas opiniones!

Puede prepararse de la siguiente manera:

- Verifique las normas sobre segundas opiniones de su compañía de seguro. Puede haber gastos adicionales por consultar médicos que no estén cubiertos por su plan de seguro.
- Planifique que le envíen copias de todos sus registros al médico que le dará una segunda opinión.

Grupos de apoyo

Muchas personas con diagnóstico de cáncer consideran útiles los grupos de apoyo. Los grupos de apoyo suelen incluir a personas en diferentes etapas del tratamiento. Algunas pueden estar recién diagnosticadas, mientras que otras pueden haber terminado el tratamiento. Si no hay grupos de apoyo para personas con cáncer en su hospital o en su comunidad, revise los sitios web que aparecen en este libro.

Preguntas para hacer

En las páginas que siguen, hay posibles preguntas para hacerle al equipo de atención. No dude en usar estas preguntas o crear las suyas propias.

Preguntas sobre los estudios y el diagnóstico

1. ¿Qué tipo de cáncer tengo? ¿Qué significa esto en cuanto a mi pronóstico y alternativas de tratamiento?
2. ¿Hay cáncer en mi sangre, ganglios linfáticos u otros órganos?
3. ¿Hay algún hospital o centro oncológico cercano que se especialice en este tipo de cáncer?
4. ¿Qué pruebas tendré que hacerme? ¿Con qué frecuencia se repiten?
5. ¿Mi seguro cubrirá estos estudios?
6. ¿Cuándo sabré los resultados de las pruebas y quién me los explicará?
7. ¿Me darán una copia del informe anatomopatológico y de los resultados de los otros estudios?
8. ¿Quién hablará conmigo sobre los pasos que debo seguir? ¿Cuándo?
9. ¿Comenzará el tratamiento antes de que estén los resultados?

Preguntas sobre la piel

1. ¿Puedo usar lociones o aceites en mi piel o cabello que no sean los que me indicó? ¿Cuáles son los mejores tipos de jabón, champú, protector solar, tinte para el cabello o maquillaje que puedo usar?
2. ¿Es mejor usar mangas largas o pantalones para cubrir de alguna manera las erupciones o lesiones? ¿Debería dejar mi piel expuesta al aire todo el tiempo posible?
3. ¿Debo tomarme un tiempo para inspeccionar mi piel? Si es así, ¿con qué frecuencia?
4. Si noto algún cambio en mi piel ¿a quién debo llamar y cuándo?
5. ¿Sería útil llevar un diario y un registro fotográfico? ¿Qué debo incluir en el diario? ¿Con qué frecuencia debo tomar fotos?
6. ¿Puedo salir al sol? ¿Debo usar protector solar, mangas largas o sombrero?
7. ¿Hay algún cambio que pueda hacer en mi dieta o en mi nivel de actividad y estrés que ayude en mi afección?

Preguntas sobre la experiencia del equipo de atención

1. ¿Cuál es su experiencia en el tratamiento de este tipo de cáncer?
2. ¿Qué experiencia tienen los integrantes de su equipo?
3. ¿Qué tipos de cáncer trata usted?
4. Me gustaría buscar una segunda opinión ¿Me puede recomendar a alguien?
5. ¿Cuántas personas como yo (de mi misma edad, sexo, raza) ha tratado?
6. ¿Consultará con expertos sobre la atención que recibiré? ¿Con quién consultará?
7. ¿Cuántos procedimientos como el que me sugiere ha realizado?
8. ¿Este tratamiento es una parte importante de su ejercicio profesional?
9. ¿Qué tipos de complicaciones pueden presentarse?
10. ¿Quién se encargará de coordinar mi atención diaria?

Preguntas sobre las alternativas

1. ¿Qué pasa si no hago nada?
2. ¿Soy candidato para un ensayo clínico?
3. ¿Puedo participar en un ensayo clínico en cualquier momento?
4. ¿Qué opción se demostró que es la más efectiva para mi cáncer, edad, salud general y otros factores?
5. ¿Qué sucede si estoy embarazada o planeo quedar embarazada?
6. ¿Debo consultar a un especialista en fertilidad o asesor genético?
7. ¿Puedo dejar el tratamiento en cualquier momento? ¿Qué pasa si dejo el tratamiento?
8. ¿Cuáles son mis opciones si el tratamiento no funciona como se espera?
9. ¿Qué decisiones se pueden tomar hoy? ¿Hay algún asistente social o alguien que pueda ayudarme a decidir sobre el tratamiento?
10. ¿Hay algún hospital o centro de tratamiento que pueda recomendar para el tratamiento?

Preguntas sobre los tratamientos

1. ¿Qué tratamiento(s) recomienda y por qué?
2. ¿Este tratamiento ofrece una cura? Si no es curable, ¿el tratamiento puede impedir que el cáncer se extienda?
3. ¿Es importante el orden del tratamiento?
4. ¿Cuándo comenzaré el tratamiento y cuánto puede durar?
5. ¿Qué debo esperar del tratamiento?
6. ¿Qué medidas tomará para que me sienta a gusto durante el tratamiento?
7. ¿Qué parte de este tratamiento está cubierta por mi seguro?
8. ¿Hay programas que puedan ayudarme a pagar el tratamiento?
9. ¿Cuáles son las posibilidades de que regrese el cáncer?
10. ¿Cuál es el riesgo de desarrollar otro tipo de cáncer, como cáncer de piel?

Preguntas sobre la radioterapia

1. ¿A qué tipo de radioterapia (RT) me someteré?
2. ¿A qué se dirigirá?
3. ¿Cuál es el objetivo de esta radioterapia?
4. ¿Se usará la RT con otros tratamientos?
5. ¿Cuántas sesiones de tratamiento necesitaré?
6. ¿Ofrecen este tipo de radiación aquí? En caso negativo, ¿puede recomendarme a alguien que la haga?
7. ¿Qué efectos secundarios puedo esperar de la RT?
8. ¿Me administrarán medicamentos que me ayuden a relajarme durante la RT?
9. ¿Qué debo usar?

Preguntas sobre los ensayos clínicos

1. ¿Qué ensayos clínicos están disponibles para mi tipo y estadio de cáncer?
2. ¿Cuáles son los tratamientos que se usan en el ensayo clínico?
3. ¿Qué hace el tratamiento?
4. ¿Se usó antes el tratamiento? ¿Se usó para tratar otros tipos de cáncer?
5. ¿Cuáles son los riesgos y beneficios de este tratamiento?
6. ¿Qué efectos secundarios debo prever? ¿Cómo se controlan los efectos secundarios?
7. ¿Cuánto tiempo participaré en el ensayo clínico?
8. ¿Podré recibir otros tratamientos si este no funciona?
9. ¿Cómo sabrá que el tratamiento está funcionando?
10. ¿El ensayo clínico tendrá algún costo para mí? De ser así, ¿cuánto?

¿Cuáles son los efectos secundarios?

1. ¿Cuáles son los efectos secundarios de este tratamiento?
2. ¿Cuánto durarán estos efectos secundarios?
3. ¿Algún efecto secundario disminuye o empeora en gravedad con el tiempo?
4. ¿Qué efectos secundarios se esperan y cuáles son potencialmente mortales?
5. ¿Cuándo debo llamar al médico? ¿Puedo enviar un mensaje de texto?
6. ¿Qué debo hacer si tengo un problema el fin de semana o fuera del horario de atención?
7. ¿Qué medicamentos puedo tomar para evitar o aliviar los efectos secundarios?
8. ¿Interrumpirá el tratamiento o lo cambiará si aparecen efectos secundarios? ¿Qué es lo que busca?
9. ¿Qué puedo hacer para aliviar o evitar los efectos secundarios? ¿Qué medidas tomará usted?
10. ¿Qué efectos secundarios son de por vida e irreversibles incluso después de completar el tratamiento?

Preguntas sobre los recursos y apoyo

1. ¿Con quién debo hablar sobre vivienda, preparación de comidas y otras necesidades básicas?
2. ¿Qué ayudas existen para el transporte, el cuidado de los niños y la atención domiciliaria?
3. ¿Cuánto debo pagar por el tratamiento?
4. ¿Qué ayuda existe para pagar los medicamentos y otros tratamientos?
5. ¿Qué otros servicios están a mi disposición y a la de mis cuidadores?
6. ¿Cómo me conecto con los demás para crear un sistema de apoyo?
7. ¿Cómo puedo buscar apoyo en persona o en internet?
8. ¿Quién puede ayudarme con mis preocupaciones por faltar al trabajo o a clase?
9. ¿Con quién puedo hablar si no me siento seguro en mi casa, el trabajo o mi barrio?
10. ¿Cómo puedo conseguir ayudar para dejar de fumar o vapear?

Recursos

Cancer*Care*
Cancercare.org

Cutaneous Lymphoma Foundation
Clfoundation.org

Imerman Angels
Imermanangels.org

MedlinePlus
medlineplus.gov

National Cancer Institute (NCI)
cancer.gov/types/lymphoma/patient/mycosis-fungoides-treatment-pdq

National Coalition for Cancer Survivorship
canceradvocacy.org

The Leukemia & Lymphoma Society
LLS.org/PatientSupport

Triage Cancer
Triagecancer.org

Palabras que debe conocer

adenopatía palpable
Ganglios linfáticos anormales en tamaño o consistencia.

anaplásico
Células cancerosas que se dividen rápidamente y que no tienen un aspecto normal.

anatomopatólogo
Un médico experto en el análisis de células y tejido para detectar enfermedades.

biopsia
La extracción de una muestra de tejido para analizarlo.

carga de enfermedad cutánea
La cantidad de células cancerosas que se detectan en la piel.

carga tumoral en sangre
La cantidad de células cancerosas en la sangre.

dermatólogo
Un médico que se especializa en el diagnóstico y tratamiento de enfermedades de la piel.

efecto secundario
Respuesta física o emocional insalubre o desagradable frente al tratamiento.

ensayo clínico
Tipo de investigación que evalúa pruebas o tratamientos de salud.

escama
Cuando la capa externa de la piel se desprende en gran cantidad.

estudio de diagnóstico por imágenes
Estudio que toma fotografías (imágenes) del interior del cuerpo.

fototerapia
Utiliza diferentes longitudes de onda de luz ultravioleta (UV) para tratar lesiones cutáneas o tumores.

ganglio linfático
Pequeña estructura en forma de frijol que combate las enfermedades.

gen
Instrucciones codificadas en las células para crear nuevas células y controlar la forma en que se comportan las células.

hemograma completo (HC)
Un análisis de sangre que incluye la cantidad de glóbulos sanguíneos.

histología
Estructura de las células, los tejidos y los órganos observada a través del microscopio.

inmunohistoquímica (IHQ)
Estudio de laboratorio de las células cancerosas para descubrir trazas específicas de células involucradas en el crecimiento celular anormal.

linfa
Líquido transparente que contiene glóbulos blancos.

linfadenopatía
Ganglios linfáticos de tamaño o consistencia anormal.

mancha
Lesión cutánea plana, delgada, rosada o roja de cualquier tamaño.

médico oncólogo
Médico experto en medicamentos para el cáncer.

pápula
Un bulto pequeño, sólido y elevado en la piel que puede parecer como pequeños granos. Las pápulas pueden ser rojas, moradas, marrones o rosadas.

papuloganglionar
Combinación de pápulas y nódulos que se encuentran en la piel.

persistente
Cáncer que permanece o regresa.

placa
Una lesión cutánea elevada o endurecida de cualquier tamaño.

progresión
Crecimiento o propagación del cáncer después de haberse analizado o tratado.

quimioterapia
Fármacos que eliminan las células de rápido crecimiento, tanto las cancerosas como las normales.

radioterapia de haz externo (RTHE)
Tratamiento del cáncer con radiación recibida desde un equipo que se encuentra fuera del cuerpo.

radioterapia dirigida al lugar afectado (RTDLA)
Aborda una zona específica de la piel. También puede usarse para tratar ganglios linfáticos específicos con cáncer.

radioterapia (RT)
Tratamiento que utiliza rayos de alta energía o enfoques relacionados para eliminar las células cancerosas.

recidiva
El retorno o el agravamiento del cáncer después de un período de mejoría.

regresión
Disminución del tamaño de una mancha, placa o tumor o la cantidad de cáncer en el cuerpo.

remisión
Hay signos leves o inexistentes de cáncer.

resistente
Cáncer que no responde a varios tratamientos.

retinoides
Productos relacionados con la vitamina A.

sistema inmunitario
Defensa natural del cuerpo contra las infecciones y las enfermedades.

sistema linfático
Red de tejidos y órganos que combaten los gérmenes y que incluye la médula ósea, el bazo, el timo, los ganglios linfáticos y los vasos linfáticos. Parte del sistema inmunitario.

terapia de haz de electrones en toda la piel (TSEBT)
Trata toda la superficie de la piel.

terapia dirigida a la piel
Tratamiento enfocado en la piel. Incluye terapia tópica, radicación local y fototerapia.

tratamiento complementario
Atención médica que incluye el alivio de los síntomas, pero no el tratamiento del cáncer. También llamado cuidados paliativos o mejor tratamiento complementario.

tratamiento dirigido
Tratamiento farmacológico que se dirige a células cancerosas específicas para atacarlas.

tratamiento sistémico
Tratamiento que actúa en todo el cuerpo.

Colaboradores de NCCN

Esta guía para pacientes se basa en NCCN Clinical Practice Guidelines in Oncology (NCCN Guidelines®) para linfomas cutáneos primarios, versión 3.2024. Fue adaptada, revisada y publicada con la colaboración de las siguientes personas:

Dorothy A. Shead, máster en Ciencias
Directora ejecutiva de Operaciones de Información para Pacientes

Tanya Fischer, máster en Educación, máster en Ciencia de Librería e Información
Redactora médica sénior

Laura Phillips
Artista gráfica

La elaboración de NCCN Clinical Practice Guidelines in Oncology (NCCN Guidelines®) para linfomas cutáneos primarios, versión 3.2024, estuvo a cargo de los siguientes miembros del panel de NCCN:

Dr. Steven M. Horwitz, presidente
Memorial Sloan Kettering Cancer Center

Dr. Stephen Ansell, doctor en Ciencias de la Salud/vicepresidente
Mayo Clinic Comprehensive Cancer Center

Dra. Weiyun Z. Ai, doctora en Ciencias de la Salud
UCSF Helen Diller Family Comprehensive Cancer Center

Dr. Jeffrey Barnes, doctor en Ciencias de la Salud
Mass General Cancer Center

Dr. Stefan K. Barta, miembro del Real Colegio de Médicos, máster en Ciencias
Abramson Cancer Center, University of Pennsylvania

Dr. Jonathan Brammer
The Ohio State University Comprehensive Cancer Center - James Cancer Hospital and Solove Research Institute

Dr. Mark W. Clemens
The University of Texas MD Anderson Cancer Center

Dr. Utpal P. Davé
Indiana University Melvin and Bren Simon Comprehensive Cancer Center

Dr. Ahmet Dogan, doctor en Ciencias de la Salud
Memorial Sloan Kettering Cancer Center

Dra. Francine Foss
Yale Cancer Center/Smilow Cancer Hospital

Dr. Zachary Frosch, maestría en Ciencias de Políticas de la Salud
Fox Chase Cancer Center

Dr. Aaron M. Goodman
UC San Diego Moores Cancer Center

Dr. Joan Guitart
Robert H. Lurie Comprehensive Cancer Center of Northwestern University

Dr. Ahmad Halwani
Huntsman Cancer Institute, University of Utah

Dr. Bradley M. Haverkos, máster en Salud Pública, máster en Ciencias
University of Colorado Cancer Center

Dr. Francisco Hernandez-Ilizaliturri
Roswell Park Comprehensive Cancer Center

Dr. Richard T. Hoppe
Stanford Cancer Institute

Dr. Eric Jacobsen
Dana-Farber/Brigham and Women's Cancer Center

Dra. Deepa Jagadeesh, máster en Salud Pública
Case Comprehensive Cancer Center/ University Hospitals Seidman Cancer Center and Cleveland Clinic Taussig Cancer Institute

Dra. Allison Jones
St. Jude Children's Research Hospital/ The University of Tennessee Health Science Center

Dra. Youn H. Kim
Stanford Cancer Institute

Dr. Kiran Kumar, máster en Dirección de Empresas
UT Southwestern Simmons Comprehensive Cancer Center

*Dra. Neha Mehta-Shah, máster en Ciencias de Investigación Clínica
Siteman Cancer Center, Barnes-Jewish Hospital and Washington University School of Medicine

Dra. Elise A. Olsen
Duke Cancer Institute

Dr. Saurabh A. Rajguru
University of Wisconsin Carbone Cancer Center

Dr. Peter Riedell
The UChicago Medicine Comprehensive Cancer Center

Dra. Sima Rozati, doctora en Ciencias de la Salud
Johns Hopkins Kimmel Cancer Center

Dr. Jonathan Said
UCLA Jonsson Comprehensive Cancer Center

Dr. Aaron Shaver, doctor en Ciencias de la Salud
Vanderbilt-Ingram Cancer Center

*Dra. Lauren Shea
O'Neal Comprehensive Cancer Center, UAB

*Dra. Michi M. Shinohara
Fred Hutchinson Cancer Center

Dr. Lubomir Sokol, doctor en Ciencias de la Salud
Moffitt Cancer Center

Dr. Matthew Stephany
Fred & Pamela Buffett Cancer Center

*Susan Thornton
Defensora de pacientes

*Dr. Carlos Torres-Cabala
The University of Texas MD Anderson Cancer Center

Dr. Ryan Wilcox, doctor en Ciencias de la Salud
University of Michigan Rogel Cancer Center

Dra. Peggy Wu, máster en Salud Pública
UC Davis Comprehensive Cancer Center

Dra. Jasmine Zain
City of Hope National Medical Center

NCCN

Mary Dwyer, máster en Ciencias
Directora Ejecutiva de Operaciones de Guías

Hema Sundar, doctor en Ciencias de la Salud
Gerente sénior de Contenido Clínico Global

* Revisaron esta guía para pacientes. Para conocer las declaraciones políticas y conflictos de intereses, visite NCCN.org/disclosures.

Centros oncológicos de NCCN

Abramson Cancer Center,
University of Pennsylvania
Filadelfia, Pensilvania
+1 800.789.7366 • pennmedicine.org/cancer

Case Comprehensive Cancer Center/
University Hospitals Seidman Cancer Center and
Cleveland Clinic Taussig Cancer Institute
Cleveland, Ohio
UH Seidman Cancer Center
+1 800.641.2422 • uhhospitals.org/services/cancer-services
CC Taussig Cancer Institute
+1 866.223.8100 • my.clevelandclinic.org/departments/cancer
Case CCC
+1 216.844.8797 • case.edu/cancer

City of Hope National Medical Center
Duarte, California
+1 800.826.4673 • cityofhope.org

Dana-Farber/Brigham and Women's Cancer Center | Mass General Cancer Center
Boston, Massachusetts
+1 877.442.3324 • youhaveus.org
+1 617.726.5130 • massgeneral.org/cancer-center

Duke Cancer Institute
Durham, Carolina del Norte
+1 888.275.3853 • dukecancerinstitute.org

Fox Chase Cancer Center
Filadelfia, Pensilvania
+1 888.369.2427 • foxchase.org

Fred & Pamela Buffett Cancer Center
Omaha, Nebraska
+1 402.559.5600 • unmc.edu/cancercenter

Fred Hutchinson Cancer Center
Seattle, Washington
+1 206.667.5000 • fredhutch.org

Huntsman Cancer Institute, University of Utah
Salt Lake City, Utah
+1 800.824.2073 • healthcare.utah.edu/huntsmancancerinstitute

Indiana University Melvin and Bren Simon
Comprehensive Cancer Center
Indianápolis, Indiana
+1 888.600.4822 • www.cancer.iu.edu

Johns Hopkins Kimmel Cancer Center
Baltimore, Maryland
+1 410.955.8964
www.hopkinskimmelcancercenter.org

Mayo Clinic Comprehensive Cancer Center
Phoenix/Scottsdale, Arizona
Jacksonville, Florida
Rochester, Minnesota
+1 480.301.8000 • Arizona
+1 904.953.0853 • Florida
+1 507.538.3270 • Minnesota
mayoclinic.org/cancercenter

Memorial Sloan Kettering Cancer Center
Nueva York, Nueva York
+1 800.525.2225 • mskcc.org

Moffitt Cancer Center
Tampa, Florida
+1 888.663.3488 • moffitt.org

O'Neal Comprehensive Cancer Center, UAB
Birmingham, Alabama
+1 800.822.0933 • uab.edu/onealcancercenter

Robert H. Lurie Comprehensive Cancer Center,
Northwestern University
Chicago, Illinois
+1 866.587.4322 • cancer.northwestern.edu

Roswell Park Comprehensive Cancer Center
Búfalo, Nueva York
+1 877.275.7724 • roswellpark.org

Siteman Cancer Center, Barnes-Jewish Hospital
and Washington University School of Medicine
San Luis, Misuri
+1 800.600.3606 • siteman.wustl.edu

St. Jude Children's Research Hospital/
The University of Tennessee Health Science Center
Memphis, Tennessee
+1 866.278.5833 • stjude.org
+1 901.448.5500 • uthsc.edu

Stanford Cancer Institute
Stanford, California
+1 877.668.7535 • cancer.stanford.edu

The Ohio State University Comprehensive Cancer Center -
James Cancer Hospital and Solove Research Institute
Columbus, Ohio
+1 800.293.5066 • cancer.osu.edu

The UChicago Medicine Comprehensive Cancer Center
Chicago, Illinois
+1 773.702.1000 • uchicagomedicine.org/cancer

The University of Texas MD Anderson Cancer Center
Houston, Texas
+1 844.269.5922 • mdanderson.org

UC Davis Comprehensive Cancer Center
Sacramento, California
+1 916.734.5959 • +1 800.770.9261
health.ucdavis.edu/cancer

UC San Diego Moores Cancer Center
La Jolla, California
+1 858.822.6100 • cancer.ucsd.edu

UCLA Jonsson Comprehensive Cancer Center
Los Ángeles, California
+1 310.825.5268 • uclahealth.org/cancer

UCSF Helen Diller Family
Comprehensive Cancer Center
San Francisco, California
+1 800.689.8273 • cancer.ucsf.edu

University of Colorado Cancer Center
Aurora, Colorado
+1 720.848.0300 • coloradocancercenter.org

University of Michigan Rogel Cancer Center
Ann Arbor, Michigan
+1 800.865.1125 • rogelcancercenter.org

University of Wisconsin Carbone Cancer Center
Madison, Wisconsin
+1 608.265.1700 • uwhealth.org/cancer

UT Southwestern Simmons
Comprehensive Cancer Center
Dallas, Texas
+1 214.648.3111 • utsouthwestern.edu/simmons

Vanderbilt-Ingram Cancer Center
Nashville, Tennessee
+1 877.936.8422 • vicc.org

Yale Cancer Center/Smilow Cancer Hospital
New Haven, Connecticut
+1 855.4.SMILOW • yalecancercenter.org

Comparta su opinión con nosotros.

Complete nuestra encuesta y contribuya para que NCCN Guidelines for Patients sea mejor para todos.

NCCN.org/patients/comments

Notas

Índice

Made in the USA
Monee, IL
05 November 2026

67383553R10048